図解ですぐわかる

自力で下げる!
尿酸値

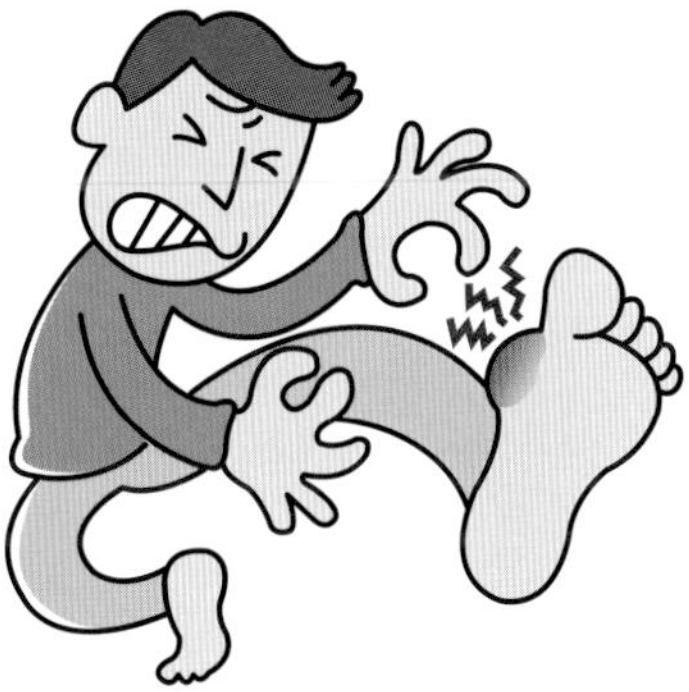

両国東口クリニック理事長
医学博士

大山博司

河出書房新社

はじめに

古今東西、痛風の痛みについては、さまざまな表現がされてきました。実際に痛風になった方たちが口をそろえて言われるのが「痛風の痛みは言葉で表現できるような痛みではない。発症した人間にしかわからない」という言葉です。とにかく、痛風の痛みというのはとんでもない痛みで、一度でも発症された方はその痛みに戦々恐々とされています。しかし発症されたことのない方には、どんな言葉で表現してもその痛みを伝えることは非常に難しいのです。

痛風という病気のことを知っていて、尿酸値を気にしていても、なかなか危機感を持って具体的な予防をされていない、という方が多いようです。

現在、日本の痛風患者の数は、約１２５万人を超えるとされています。また、痛風の予備軍ともいえる高尿酸血症の患者数はなんと１０００万人（！）を超えるといわれています。

痛風はかつて中高年以降の男性の病気とされていましたが、近年では発症年齢が若年化しているほか、女性にも高尿酸血症がみられるようになりました。その要因は男女問わず不規則な食生活、食べ過ぎ・糖質の摂り過ぎによる肥満、ストレス、アルコール摂取量の増加などが考えられます。

健康診断の受診結果で尿酸値にチェックがしてあっても、治療をせずに放置すると、激痛の痛風発作を発症するだけでなく、腎障害、脳血管障害、虚血性心疾患などの合併症を招く危険もあります。そうならないために、早い段階からしっかりと尿酸値をコントロールする必要があります。

本書では老若男女を問わず、尿酸値が高い人、痛風発作を発症した人、生活習慣が乱れている人に向けて図解を網羅して書きました。本書を活用いただき、あなたとご家族の生活を支える一助とされることを願っております。

医療法人社団つばさ　両国東口クリニック 理事長／医学博士

大山博司

CONTENTS

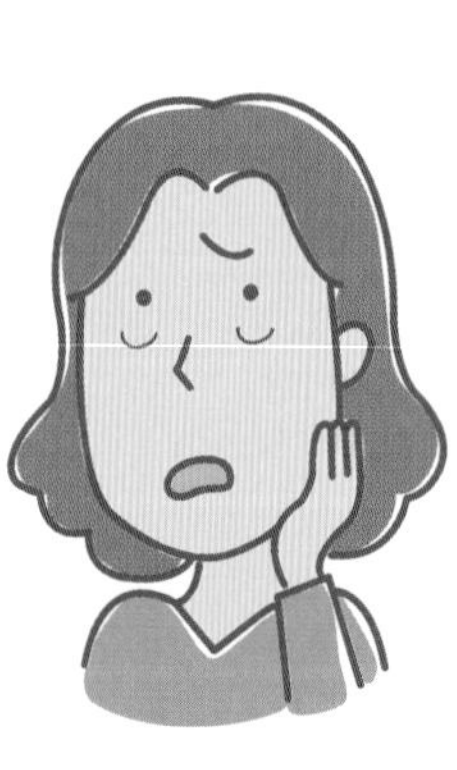

第2章 高尿酸血症になってしまったら

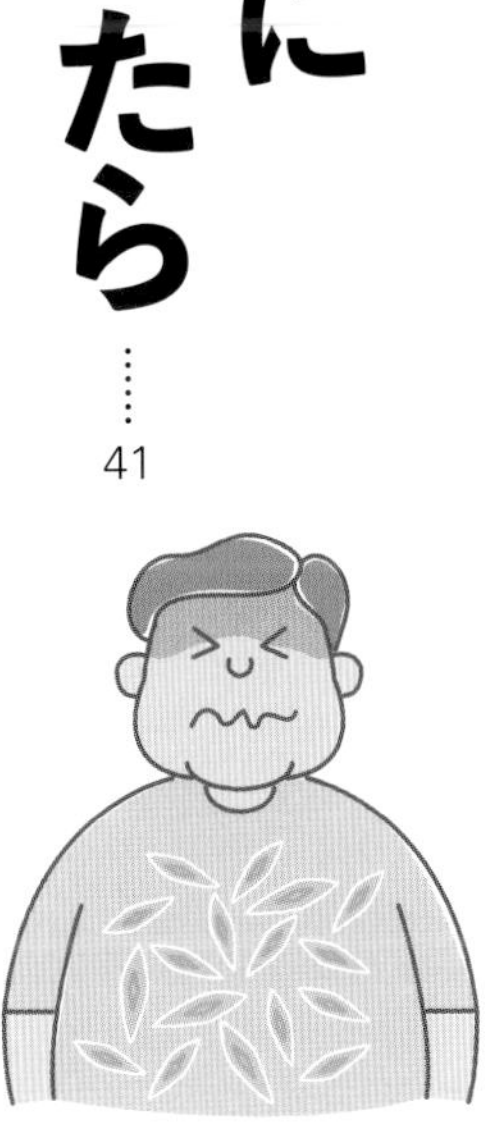

第3章 実践編 尿酸値を下げる食事と運動

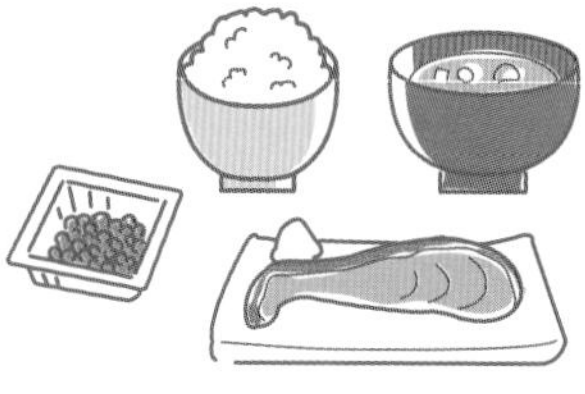

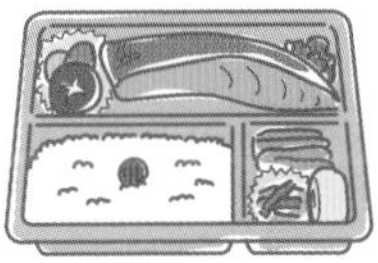

第4章 実践編 尿酸値を上げない生活習慣……93

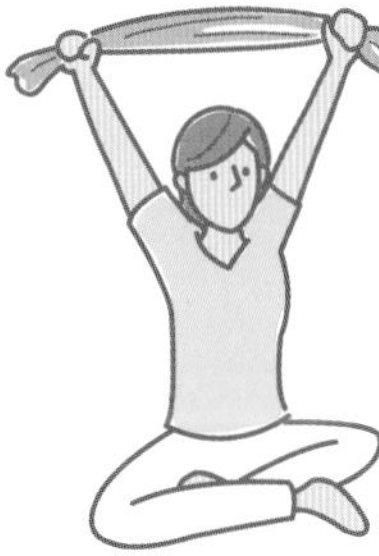

CONTENTS

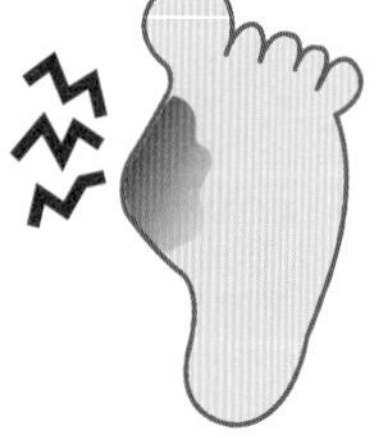

第1章

高い尿酸値はなぜこわいのか

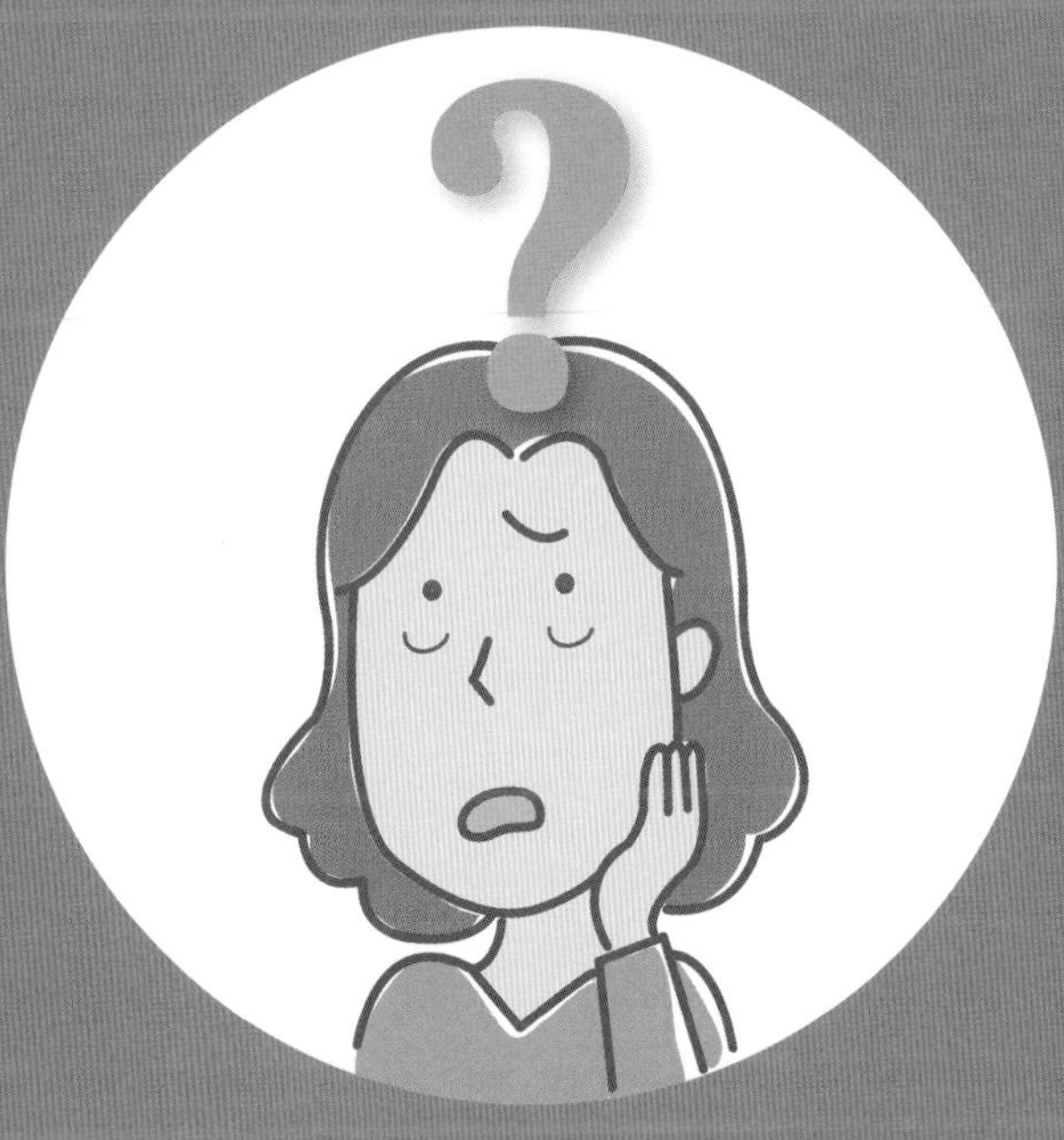

尿酸値が高いとなる高尿酸血症ってどんな病気？

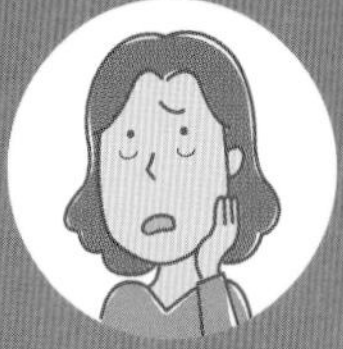

血液中の尿酸の数値（尿酸値）が高くなった状態が「高尿酸血症」です。高尿酸血症になると、**痛風、腎障害、脳血管障害、虚血性心疾患、尿路結石などさまざまな病気の原因**になります。

この症状の怖いところは、尿酸値が一定量を超えてしまい、高尿酸血症と診断された状態になっても自覚症状がみられないことです。高尿酸血症と診断されても、症状が出ない限り生活には支障がないので、ほったらかしにしてしまいがち。

そうしているうちに尿酸が増え続け、体内のナトリウムと結びついて尿酸塩という結晶になり、足の関節などに溜まります。そしてある日突然激痛が走る、これが痛風発作です。

痛風はわかりやすい症状ですが、腎障害や脳血管障害、虚血性心疾患は気がついたときには、進行していることもあるので、数値には気をつけましょう。

高い尿酸値を放っておくと……

1 自覚症状がないまま悪化する

尿酸値が高いという検査結果だけで、症状がなく痛風発作も出ない人がいます。しかし、高尿酸血症の状態が続くと、さまざまな組織や臓器に負担がかかります。

2 発症年齢の若年化

「高尿酸血症＝痛風＝中高年男性」というイメージがありますが、近年では発症年齢が若年化し、生活習慣や食生活の変化で女性にも発症がみられます。

3 食事制限が必要になる

高尿酸血症と診断されると、痛風や合併症の予防のため、プリン体を多く含む食品やお酒、塩分などを制限する生活を何年も続けなくてはならなくなります。

4 運動制限を余儀なくされる

高尿酸血症と診断されたら、無酸素運動は制限されます。ジムなどでの負荷をかけた筋力トレーニングも尿酸値を上げる原因となるので制限されます。

5 心臓や脳血管障害のリスクも

肥満は高尿酸血症、糖尿病、高血圧、脂質異常などにつながります。さらに高尿酸血症は動脈硬化につながって、心臓や脳血管障害のリスクが高まります。

6 腎臓の合併症の危険

高尿酸血症の合併症で怖いのが腎臓への障害です。尿酸値が高くなると腎臓への負担が大きくなり、処理しきれない尿酸は結晶化して腎機能を低下させます。

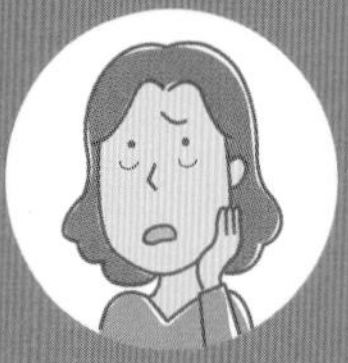

尿酸値の「尿酸」は、プリン体から作られる

尿酸値の尿酸は、プリン体というものから作られています。プリン体とは細胞の核に含まれるＤＮＡなどの核酸の主成分です。

体内に存在するプリン体の７〜８割は日常的に体内で作られています。また多い少ないの違いはありますが、**プリン体はあらゆる食品に含まれていて食事によっても取り込まれます**。

体内でプリン体が作られる仕組みは二つあり、その一つが新陳代謝です。細胞が定期的に新しく生まれ変わるときに、核酸が分解されてプリン体が作られます。もう一つはエネルギー代謝によるものです。エネルギー源のＡＴＰ（アデノシン三リン酸）が分解され、ＡＤＰ（アデノシン二リン酸）とリン酸に分解されエネルギーが生まれます。激しい運動などでＡＴＰが分解されると、増え過ぎたＡＤＰは分解されてプリン体になります。通常、プリン体は肝臓で分解されて尿酸となり、一時的に溜められた後、**尿や便とともに排泄**されます。

体内での尿酸のバランス

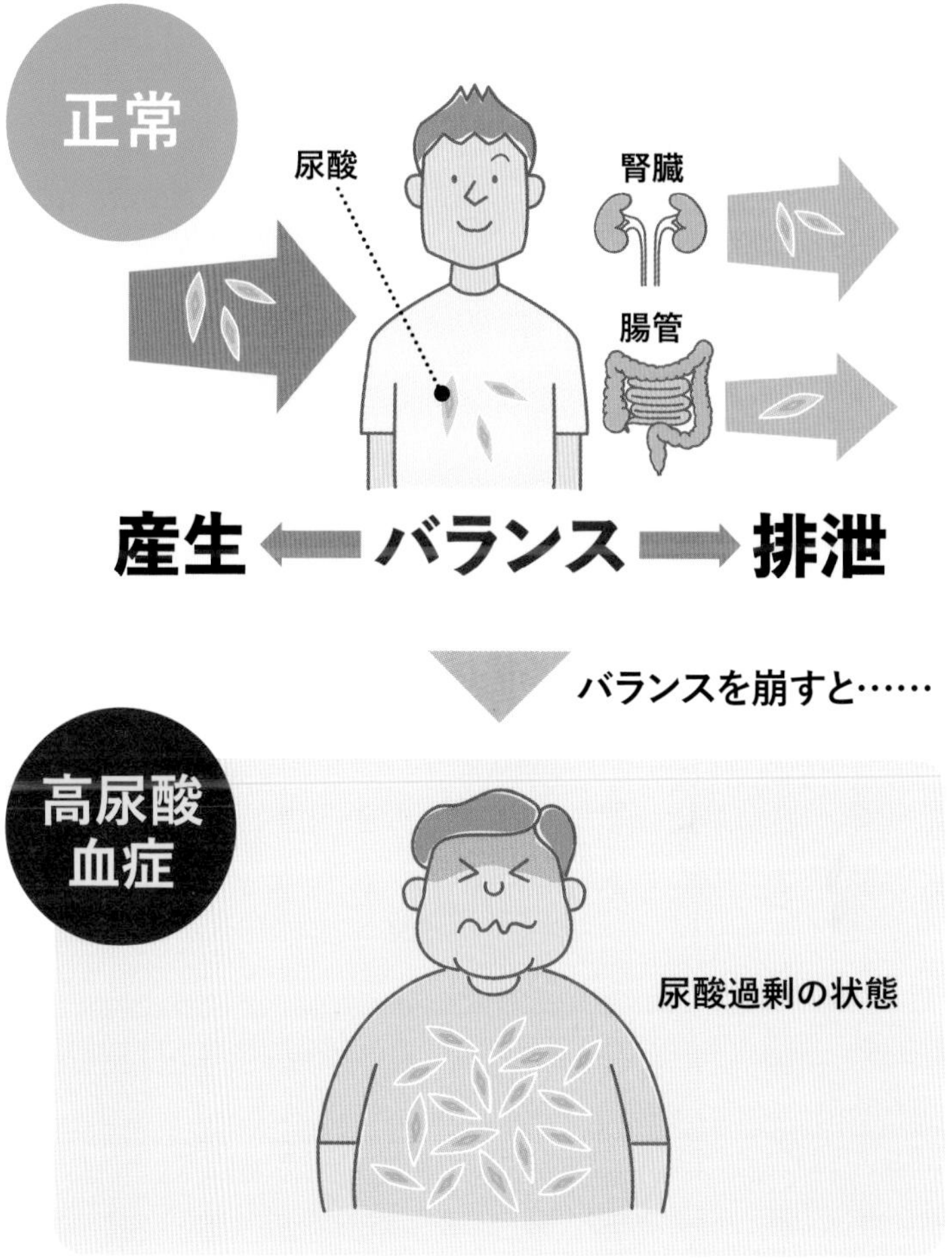

食事に含まれる「プリン体」や、身体の中で作られた「プリン体」が分解されると「尿酸」になります。尿酸は常に体内で作られ、一方で尿や便とともに体外へ排泄されています。そのバランスが保たれることで、身体の中の尿酸の量は一定に保たれています。何らかの原因でそのバランスが崩れ、尿酸が増え過ぎてしまった状態が高尿酸血症です。

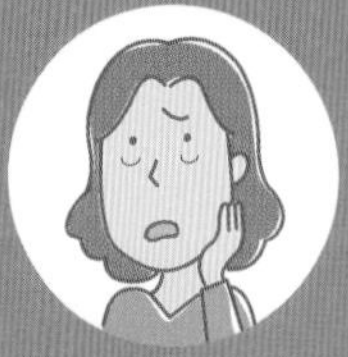

偏った生活習慣が尿酸値を上げていく

尿酸値が上がる原因には大きく分けて生活環境的な要因と、遺伝的な要因があり、これらを原発性高尿酸血症といいます。生活環境とは生活習慣によるということです。具体的な原因となる生活習慣は、**食べ過ぎ、飲み過ぎ、肥満、運動不足、過剰運動、ストレス**などです。

遺伝的な要因は、父親など近親者に高尿酸血症の人がいる場合です。ほかの人に比べて、発症リスクが高いとされているため、より注意が必要です。この**遺伝的要因は女性にも関わる**ことがありますから、要注意です。

ごくまれに、他の病気や使っている薬が原因で尿酸値が上がる二次性高尿酸血症の場合があります。尿酸値が上がり始めた段階では自覚症状がないので、健康診断時の血液検査の結果で指摘されて、初めて知る場合が多いようです。

検査結果で基準値を超えたサインがあったら決して放置せず、生活習慣を見直して、尿酸値が高くならないようにしましょう。

原発性高尿酸血症の要素要因

生活環境と習慣

●食べ過ぎ　●飲み過ぎ
●肥満　●運動不足　●過剰運動
●ストレスの多い生活

改善できる要素

遺伝的な要因

●近親者に高尿酸血症診発症がいる
●年齢　●性別

変えられない要素

二次性高尿酸血症　尿酸値が上がる病気・薬剤

病気：腎疾患／悪性腫瘍／糖尿病などの生活習慣病

薬剤：降圧薬／利尿薬

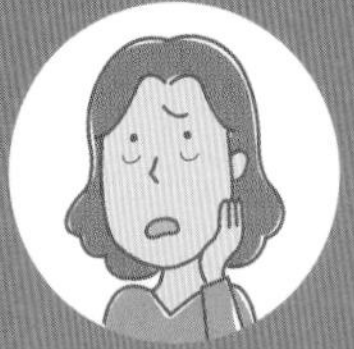

尿酸の産生と排出のバランスが崩れると高尿酸血症になる

尿酸は人間が生命を維持し、活動していくうえで欠かすことのできない生成物です。健康な人の体内では１日に約７００㎎の尿酸が作られます。作られた尿酸は体内に一定量（約１２００㎎）キープされ、作られる量と同じ約７００㎎が１日に排泄されます。

作られる量と排泄される量が同じならば、基本的に尿酸の量に変化はなく健康な状態です。この**産生と排泄のバランス**が崩れてしまい、体内の尿酸量が増えてしまうのが高尿酸血症です。

尿酸は水に溶けにくく、結晶化しやすい性質があります。腎臓はその量を適切に維持するようコントロールする役目を担っています。しかし何らかの原因で尿酸の産生量が増えたり、排泄力が低下したり、その両方が起こってしまうと尿酸値が上がってしまい、高尿酸血症の診断がされるわけです。日本人は尿酸を排泄する量が低下する**「尿酸排泄低下型」が全体の半数以上**を占めています。

尿酸産生と排泄の仕組み

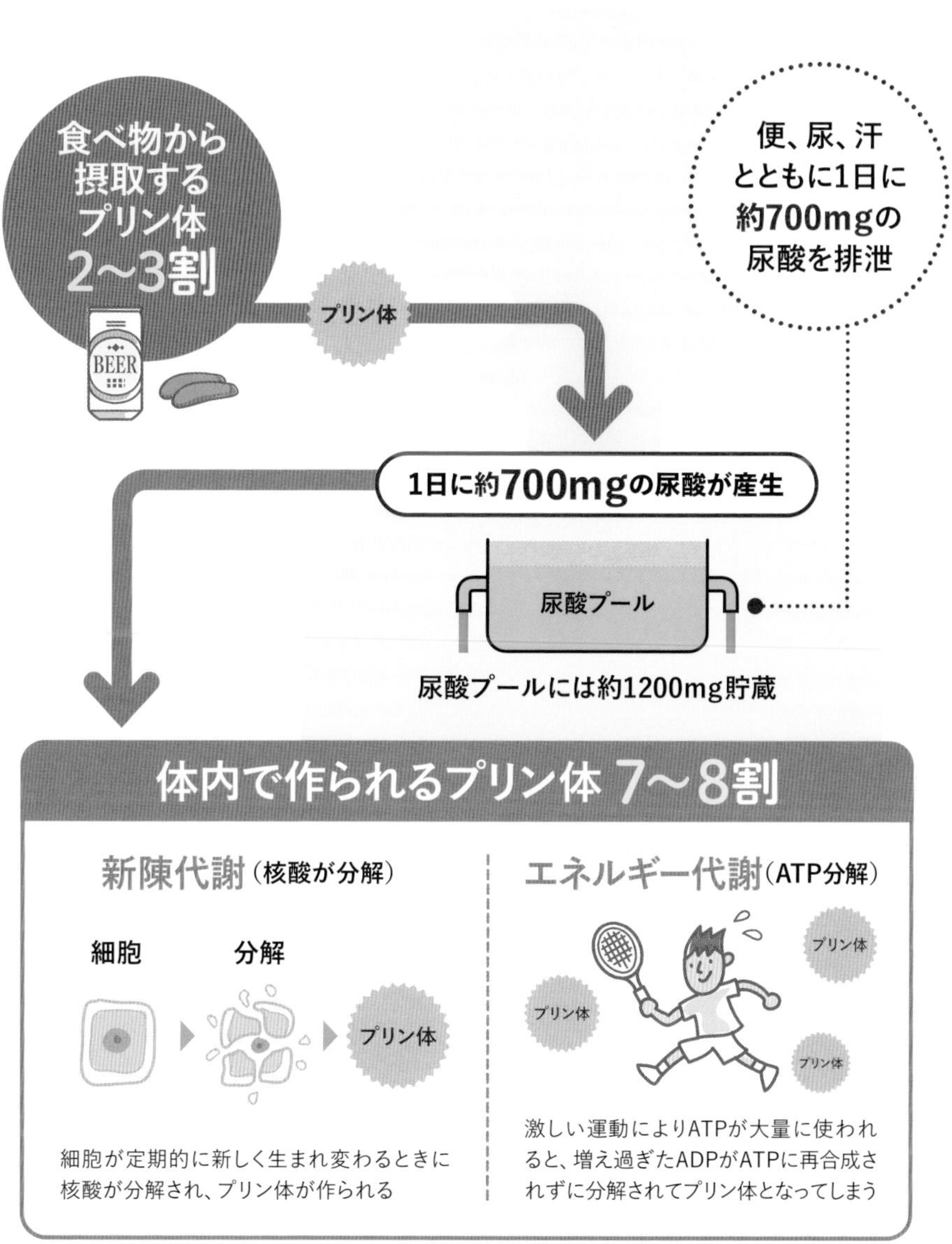

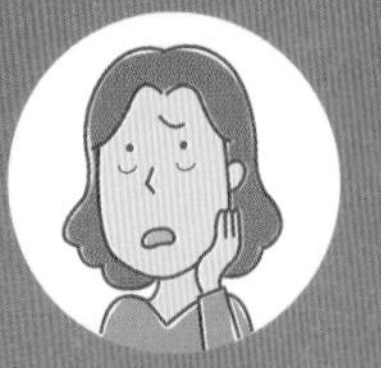

高尿酸血症はバランスの崩れ方で3つのタイプがある

尿酸プールでは、作られる尿酸と排泄される尿酸のバランスが保たれることで、尿酸の量が一定に維持されています。

作られる量が多過ぎたり、排泄される量が少な過ぎたりすると、尿酸は過剰に蓄積され、高尿酸血症と診断されます。高尿酸血症ではこのバランスの崩れ方によって3つのタイプに分類されます。

◎腎負荷型（尿酸産生過剰型と腎外排泄低下型）　腎臓からの排泄量は正常で、作られる尿酸の量が極端に多いタイプ。生活環境が原因といわれています。

◎尿酸排泄低下型　尿酸の作られる量は正常なのですが、排泄される量が極端に少ないタイプ。日本人に多く、腎臓からの尿酸排泄量低下が影響しています。

◎混合型　尿酸の産生量が多めで、排泄量が少ないタイプ。産生過剰型と排泄低下型の両方の特徴を持ち合わせています。

どのタイプの高尿酸血症なのか把握することが大事です。

高尿酸血症の3つのタイプ

日本人患者の約10%
腎負荷型（尿酸産生過剰型と腎外排泄低下型）

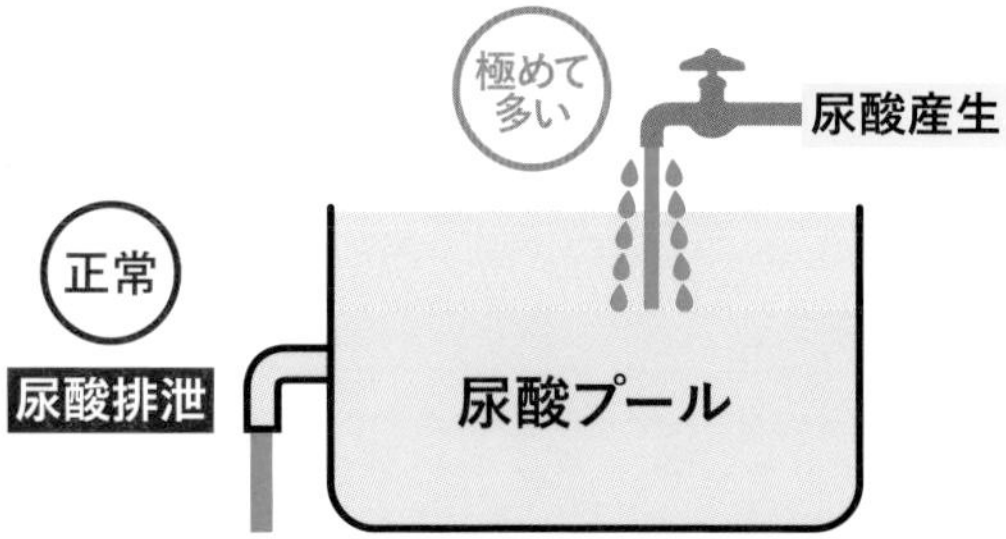

尿酸の排泄量は正常だが、作られる尿酸が極めて多いため、尿酸が過剰に蓄積してしまう。

日本人患者の約60%　尿酸排泄低下型

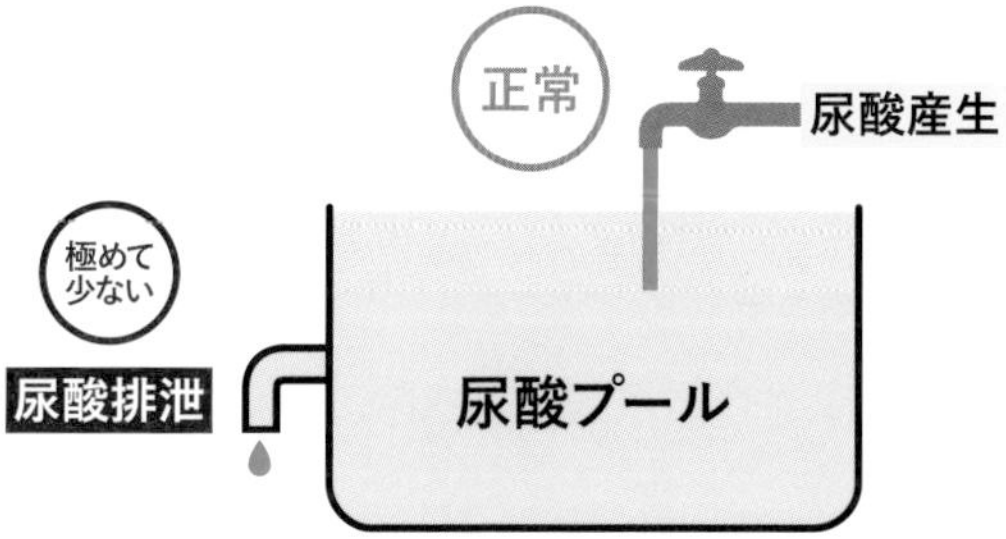

尿酸の産生量は正常だが、尿酸の排泄量が極めて少ないため、尿酸が過剰に蓄積してしまう。

日本人患者の約30%　混合型

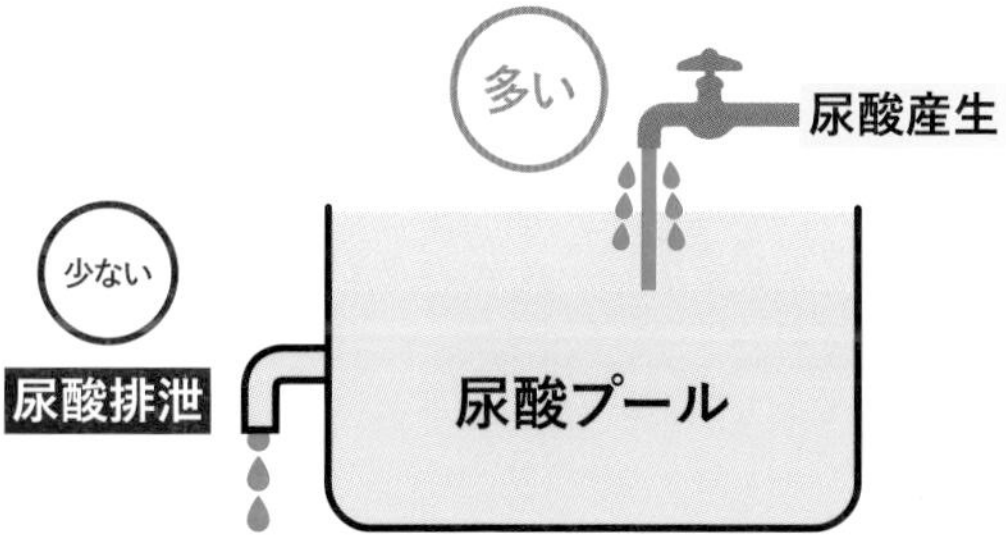

尿酸の産生量が多く、尿酸の排泄量が少ないため、尿酸が過剰に蓄積してしまう。

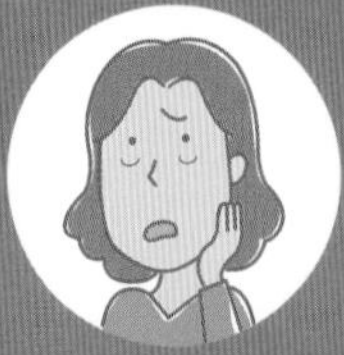

高尿酸血症と メタボリック症候群の関係とは

メタボ（メタボリック症候群）と高尿酸血症は密接に関係しています。というのもメタボから高尿酸血症になってしまう場合、また高尿酸血症からメタボになってしまう場合の両方のパターンがあるからです。

メタボから尿酸値が上がる原因は、内臓脂肪の増え過ぎ、いわゆる内臓脂肪型肥満です。内臓脂肪からはいろいろな物質が分泌されて、糖代謝のためのインスリンの働きが悪くなるインスリン抵抗性という状態になります。そうなると糖代謝のためにインスリンがますます分泌され、高インスリン血症になります。**インスリンには腎尿細管で尿酸を再吸収する**働きがあります。この作用が過剰になり高尿酸血症になります。

両方の症状が相乗効果で、より一層悪化するという症例の報告も出ています。**メタボも高尿酸血症も生活習慣に起因**していますので、どちらかを診断されたら、合併しないよう生活習慣を見直しましょう。

メタボリック症候群の診断基準

❶腹部肥満

［ウエストサイズ］

男性85cm以上
女性90cm以上

＋

❷中性脂肪値・HDLコレステロール値

中性脂肪値
150mg／dL以上

HDL
コレステロール値
40mg／dL未満

（いずれか、または両方）

❸血圧

収縮期血圧
（最高血圧）
130mmHg以上

拡張期血圧
（最低血圧）
85mmHg以上

（いずれか、または両方）

❹血糖値

空腹時血糖値
110mg／dL以上

▼

❶に加え、❷〜❹のうち
2項目以上あてはまると……

メタボリック症候群

❶に加え、❷〜❹のうち
1項目あてはまると……

メタボ予備軍

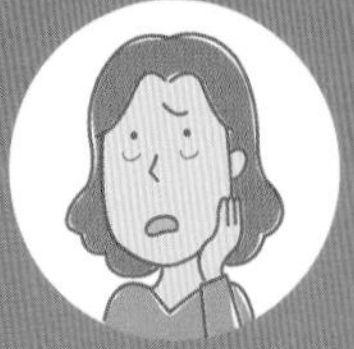

男性だけの病気じゃない！女性にも増えている高尿酸血症

高尿酸血症の患者は圧倒的に男性が多く、中でも痛風発作を発症する男女比は9対1といわれています。女性に高尿酸血症が少ないのは、エストロゲンなどの女性ホルモンが尿酸の排泄を促していると考えられており、閉経前の女性の痛風発作は極めて少ないのです。

尿酸は性別や年齢によって左右されます。尿酸値が高くなる要因を最も多く抱える、30〜40代男性に高尿酸血症の患者が多いのは事実ですが、近年は**女性にも高尿酸血症の症状**がみられるようになりました。

働く女性が増えて、男性と似たような生活習慣、暴飲暴食、運動不足による肥満、肥満からの過度なダイエットなどにより高尿酸血症になる人が増えています。女性だから、若いからといって油断は禁物です。

女性の場合は男性より低い尿酸値で生活習慣病のリスクが高まる傾向があります。**男性は7㎎／dL**で要注意ですが、**女性は6㎎／dL**を超えたら要注意です。

女性の尿酸値の推移

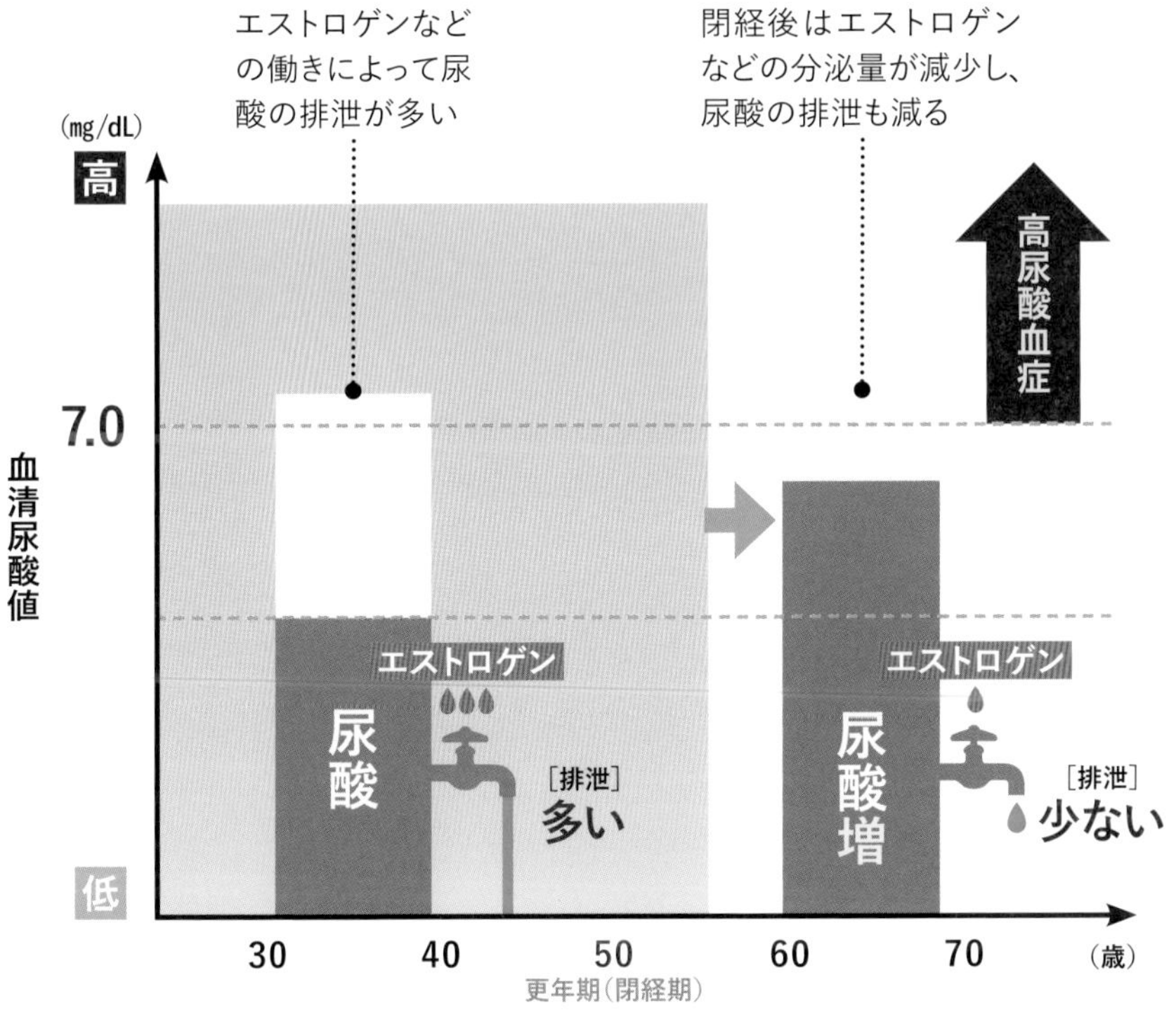

- 男性は7mg/dLで高尿酸血症となり痛風発作に要注意
- 女性は6mg/dLを超えたら生活習慣の見直しをすべし

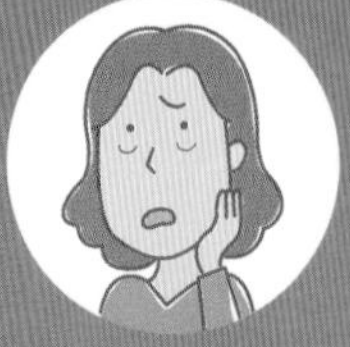

高尿酸血症の合併症①
突然激痛がくる痛風発作

高尿酸血症から発症する合併症で、最も有名なのが痛風発作です。「風に吹かれただけで激痛を感じる」といわれる痛風の正式名称は「痛風関節炎」といいます。増え過ぎた尿酸が結晶化し、関節に溜まって炎症が起こり激しい痛みが発生した状態が痛風発作です。尿酸値が高いだけでは自覚症状はありません。高い数値にもかかわらず放っておくと、**ある日突然激痛に襲われる**のです。

足の親指のつけ根あたりがピリピリムズムズとした感覚や、熱っぽい、こわばるなど前兆を感じる人もいますが、まったく前兆などなく突然痛みを感じるという人も多いようです。

痛風発作の引き金は、高尿酸血症の状態で急激に尿酸値が変化するなどです。**激しい運動**、**水分不足**、**過労**、**過度なストレス**や、もちろん**高プリン体食品の摂り過ぎ**などです。また、体温低下による尿酸塩の結晶化が進むなどして、物理的な刺激によって発作が起こることもあります。

痛風発作の主な引き金

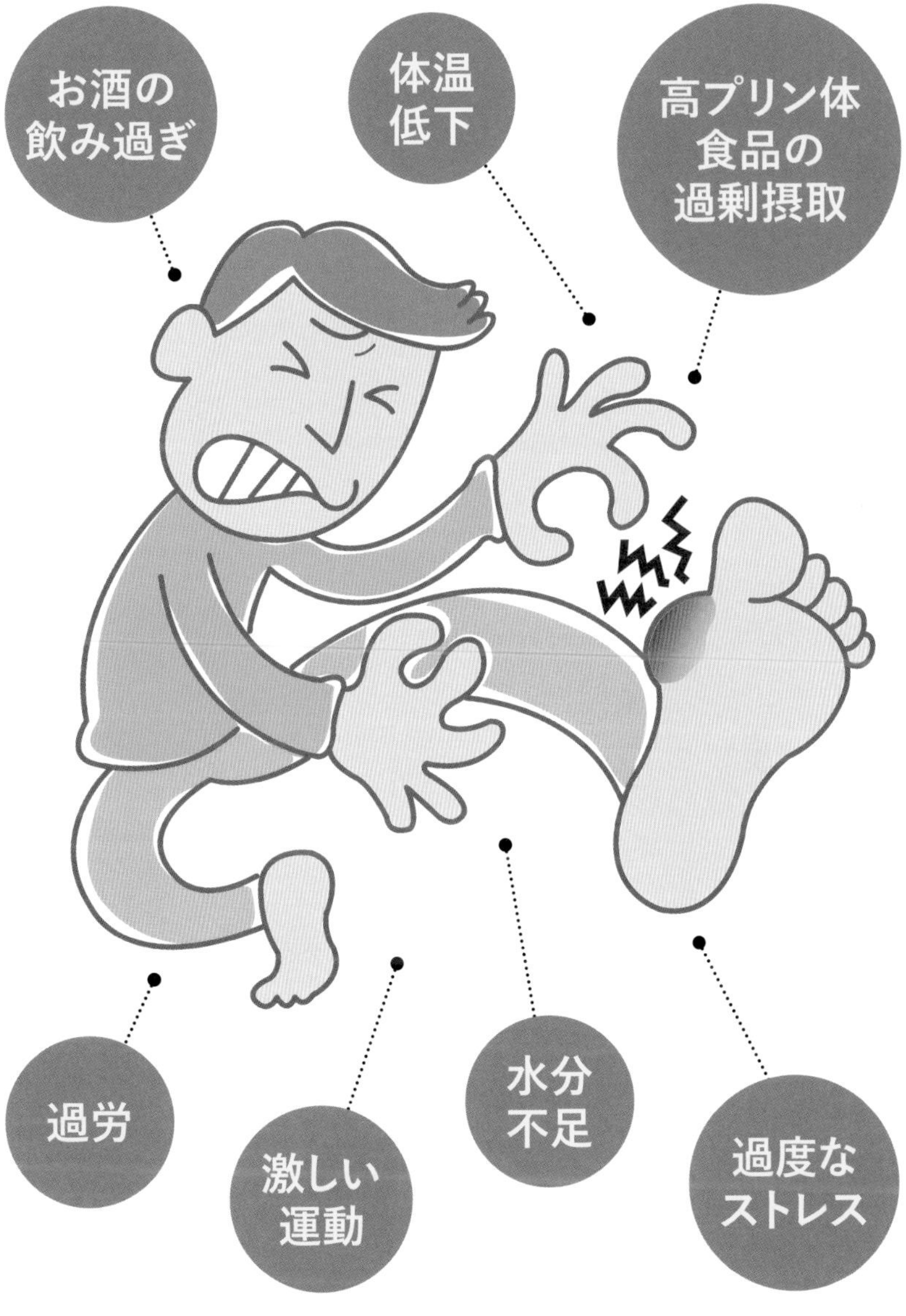

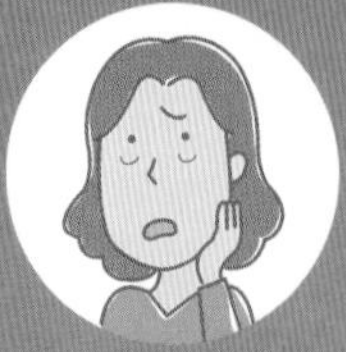

高尿酸血症の合併症②
慢性腎臓病からの腎不全

尿酸の排泄には腎臓の働きが深く関わっています。そのため高尿酸血症から起こる合併症で最も多いのが腎障害です。腎臓には血液を濾過する機能があり、老廃物や有害物質を尿などで排出して、体内の水分量を調節しています。尿酸もこの仕組みで腎臓の糸球体で濾過され、一部は腎尿細管で再吸収され、最後は尿などから排泄されます。これらすべてを腎臓がコントロールして正常な身体を保っています。

高尿酸血症になると尿酸の濃度が高まり、尿酸塩結晶が作られます。その**結晶が腎臓の組織に沈着し、「痛風腎」といわれる腎機能低下**に。腎臓の働きが通常の60％以下になった状態を慢性腎臓病、それが進行すると腎不全に至るのです。最近では結晶化する以前の、高尿酸血症自体が腎臓にダメージを与え、腎機能を低下させることもわかってきました。腎障害が進むと人工透析が必要になることもあります。また**糖尿病、高血圧症の引き金**になります。

腎機能低下「痛風腎」とは

[**尿酸濃度**が高くなると……]

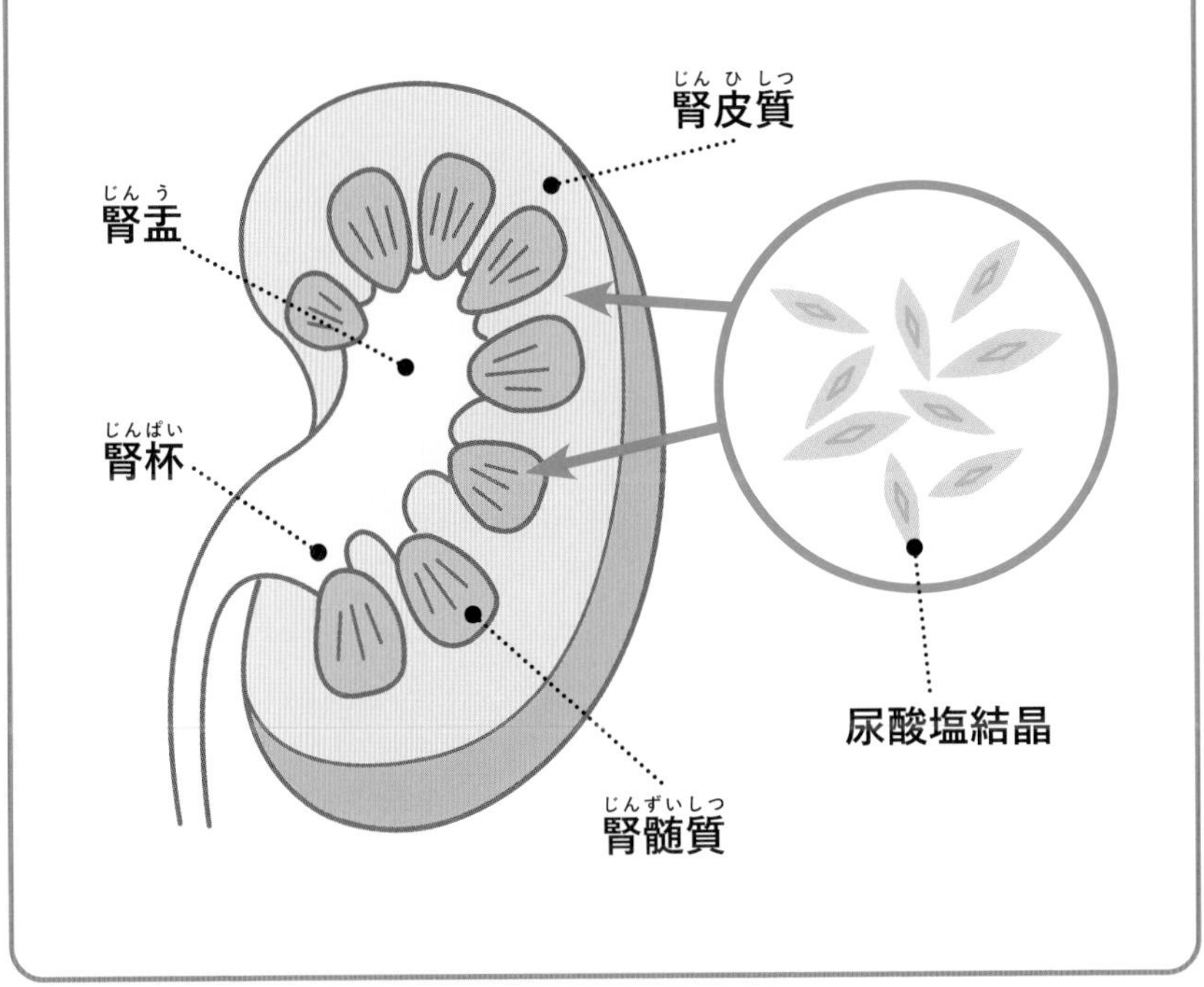

尿酸はナトリウムと結びつき尿酸塩結晶となり、
腎皮質や腎髄質に沈着し腎機能を低下させます。

結晶が組織に沈着して炎症を起こした状態を
「痛風腎」といい、さらに進むと尿酸の排泄が悪くなり、
腎障害が悪化し腎不全に至ります。

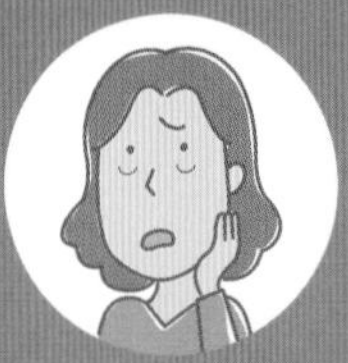

高尿酸血症の合併症③
脳卒中などの脳血管障害

脳卒中は脳梗塞、脳出血、くも膜下出血など、脳の血管に障害が起こる病気の総称です。

生活習慣の悪影響で高尿酸血症になると、血管内で弱い炎症を起こし、動脈硬化が進みます。動脈硬化が悪化すると脳の血管が狭くなったり、血栓が詰まったりなどして血液の流れが悪くなります。それによって脳梗塞などを発症すると、脳の血流が滞った部分の組織が壊死してしまうことがあります。その結果、回復しても後遺症が残り、生活に大きな支障が出ることもあります。また、最悪の場合、死に至るケースも。

脳梗塞を発症した人には、高血圧の人が多いことがわかっています。**高尿酸血症から高血圧**になる人も多いのです。このように高尿酸血症と脳の血管障害の関連性はかなりあります。高尿酸血症は痛風だけでなく、**命に関わる合併症の原因**にもなるので、注意が必要です。

重度の後遺症や死に至る怖い脳血管障害

脳卒中

脳血管が詰まる

脳梗塞

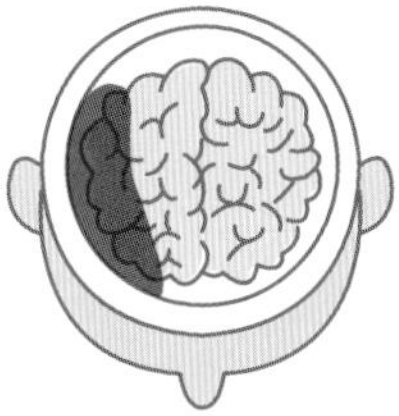

脳の血管が詰まったり、狭くなったりして血流が悪くなります

脳血管が破れる

くも膜下出血

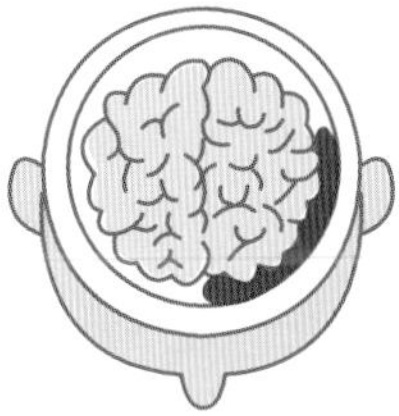

脳の表面の大きな血管にできた動脈瘤が破れて、くも膜の下に出血します

脳出血

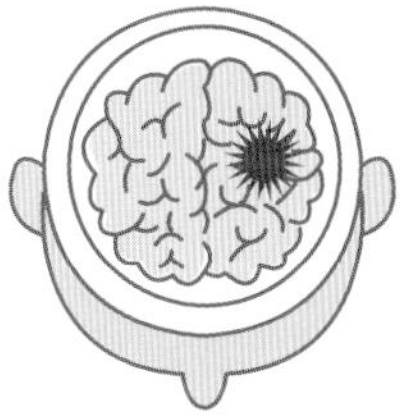

脳の中の細かい血管が破れて脳内で出血します

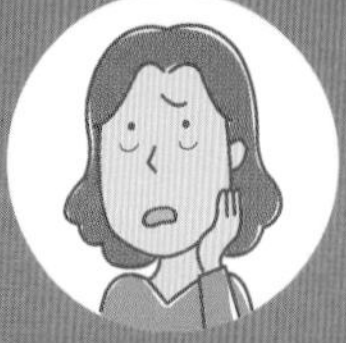

高尿酸血症の合併症④
心筋梗塞などの虚血性心疾患

高尿酸血症から動脈硬化になり脳血管障害に進むのと同じように、心臓にも重大な障害をもたらす虚血性心疾患になる可能性があります。

虚血性心疾患とは心臓に酸素や血液を送る冠動脈が狭くなったり、詰まったりしてしまい、心臓に酸素や栄養が充分に届かなくなる病気です。

冠動脈の内部が狭くなる狭心症や、血栓などが血管を塞いでしまう心筋梗塞などが虚血性心疾患の主な病気です。

尿酸値が高くなると高尿酸血症になり、これらの心臓疾患のリスクも高くなります。高尿酸血症の診断を受けたら、正常な人より**心血管疾患、脳血管疾患を起こす可能性が数倍**も高まるというデータも出ています。

虚血性心疾患の一番の原因は動脈硬化です。**高尿酸血症は動脈硬化の大きな要因となります**。高尿酸血症は虚血性心疾患を起こす主な原因の一つです。

予防のためにも尿酸値に注意して、健全な生活習慣を心がけましょう。

虚血性心疾患とは

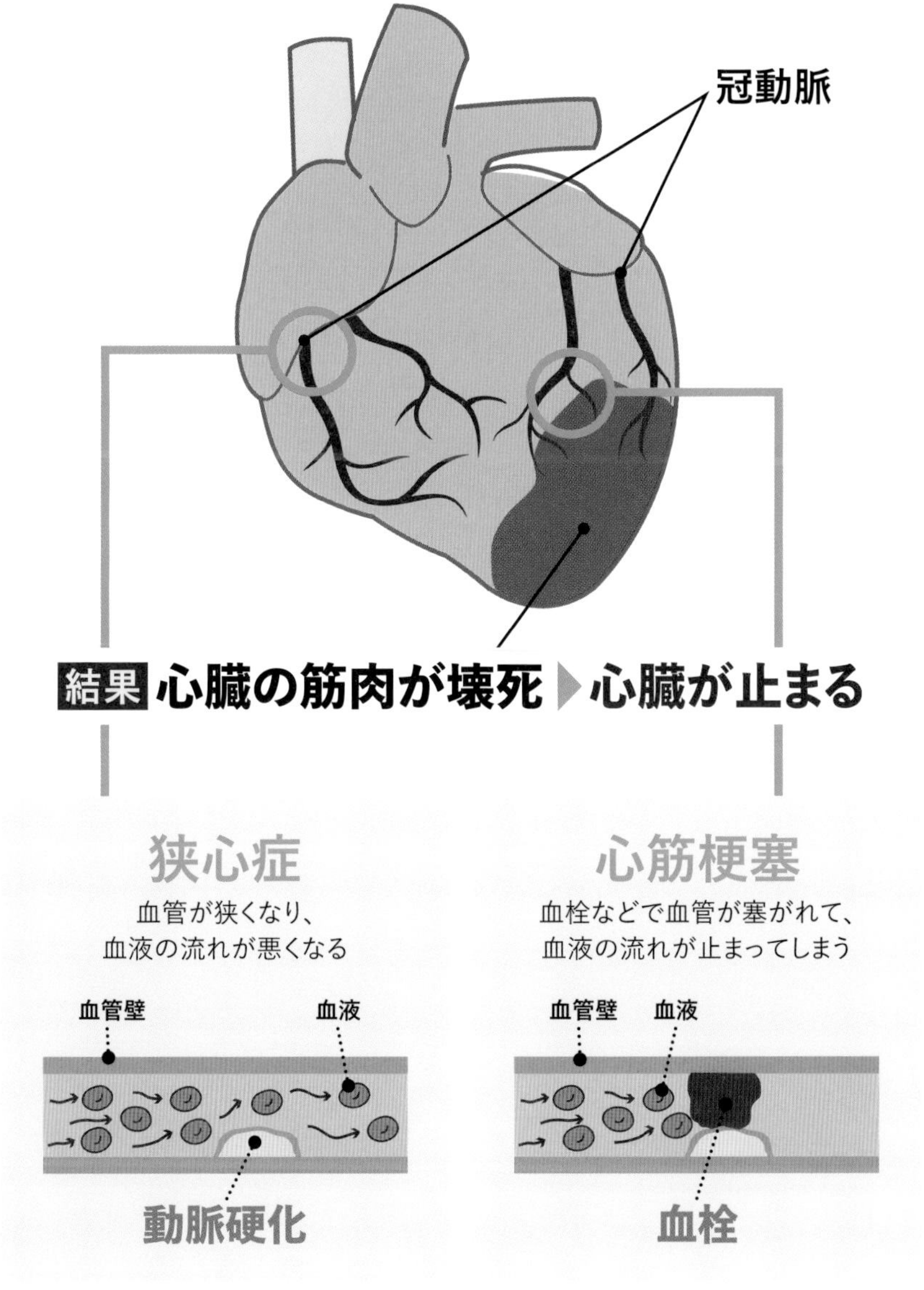
冠動脈
結果 心臓の筋肉が壊死 ▶ 心臓が止まる
狭心症
血管が狭くなり、
血液の流れが悪くなる
血管壁
血液
動脈硬化
心筋梗塞
血栓などで血管が塞がれて、
血液の流れが止まってしまう
血管壁
血液
血栓

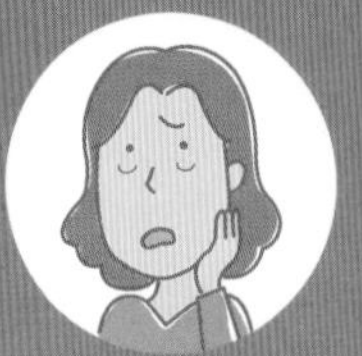

高尿酸血症の合併症⑤
激痛に襲われる尿路結石

痛風と同じように激痛に見舞われるのが尿路結石です。尿路結石は増えた尿酸が引き金になります。**結石は結晶に比べると大きく、腎臓内部や尿管、膀胱、尿道を刺激**するためとても激しい痛みをもたらします。

結石には、尿酸が主な成分の「尿酸結石」、シュウ酸カルシウムやリン酸などが主な成分の「カルシウム結石」があります。**高尿酸血症は両方の結石を作る**可能性があります。

結石が尿管や尿道で動いたり、詰まったりすると激しい痛みを感じます。痛風発作と同じく夜中や明け方に起こり、激しい痛みが3～4時間続くこともあり、あまりの痛さにもんどり打つ人もいるほどです。

痛風発作とは種類が違いますが、結石特有の猛烈な痛みもなるべく避けたいです。日頃の尿酸値の数値に注意して、尿酸値を上げないケアをしましょう。

激痛が走る結石ができやすい場所

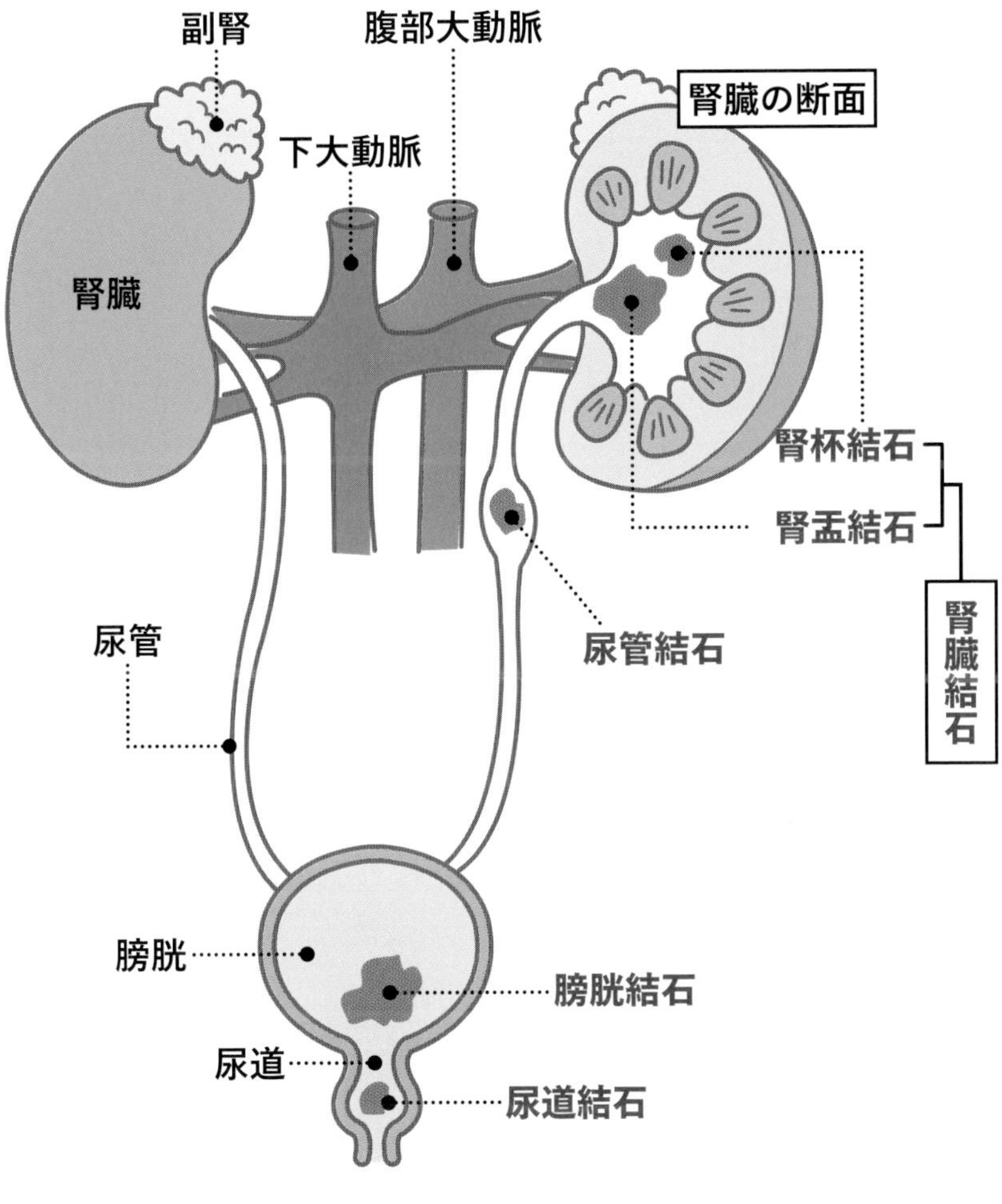

尿路結石のほとんどが尿管結石と腎臓結石です。尿管の下部に作られると膀胱に刺激を感じ、頻尿や残尿感の症状が出ることがあります。

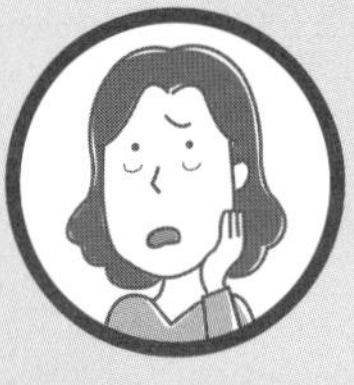

高尿酸血症の原因となる尿酸値を上げやすい食材とは

尿酸値を上げやすい食品は、プリン体の含有が多い食材を使ったものです。高尿酸血症の診断を受けた人は、**食事から摂取するプリン体の量を1日400mg以下に抑える**ようにしましょう。高尿酸血症になっていない人も、この量を目安にすると予防になります。

プリン体は細胞の核に存在します。細胞分裂が盛んで、細かい細胞がギュッと濃縮されているような部位に多く含まれています。例えば**レバー、白子、魚の内臓**などです。

逆にプリン体が少ない食材の代表が卵です。卵は1個につき1プリン体ですから、ゆで卵1個食べると、1プリン体摂取というわけで極めて少ない食材なのです。魚卵のイクラや数の子も同じで、1粒に1プリン体ですから摂取量もたかが知れています。プリン体の多い食材と、少ない食材を組み合わせて、バランスの取れた食事を心がけましょう。

尿酸値を上げるプリン体の多い食材（100gあたり）

プリン体200～300㎎の多めの食材

プリン体が比較的多めの食材は、絶対に食べてはいけないことはありません。アジの干物を一度に3尾とか、豚レバーを200gとかなど偏った食べ方ではなく、適量なら食べても大丈夫です。適量をバランスよく多種類食べるといいでしょう。

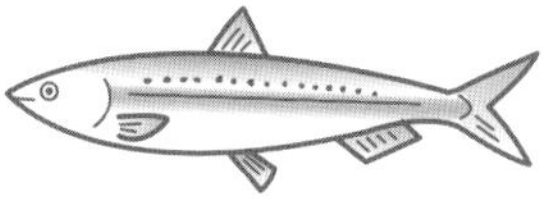

イワシ

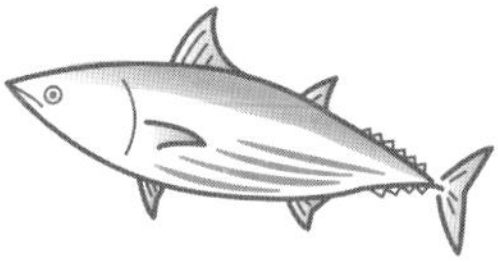

カツオ

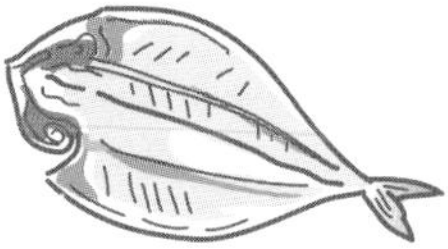

アジ（干物）

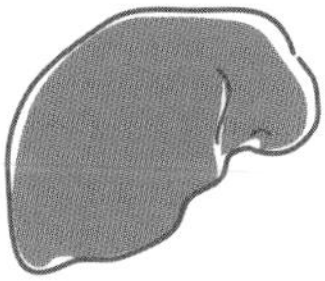

豚レバー

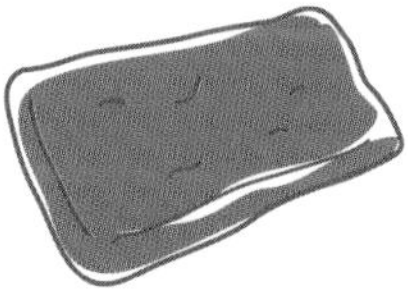

牛レバー

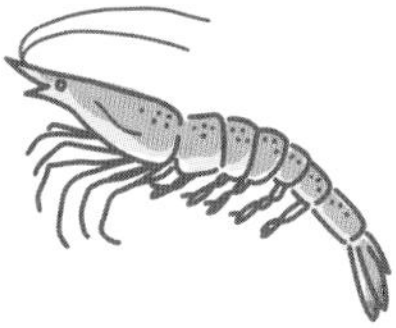

大正エビ

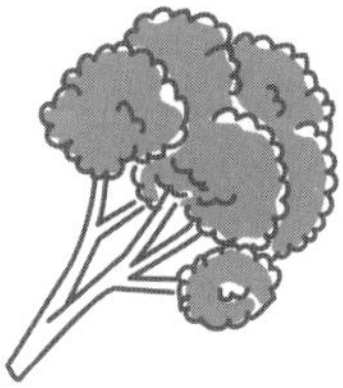

パセリ

プリン体300㎎以上の極めて多い食材

痛風が贅沢病といわれていた時代のご馳走は、今や普通のメニューになりました。気軽に食べている食材にはプリン体をかなりの量含んでいるものがあります。高尿酸血症の人は特に控えて、そうでない人も予防のため控えめにしてください。

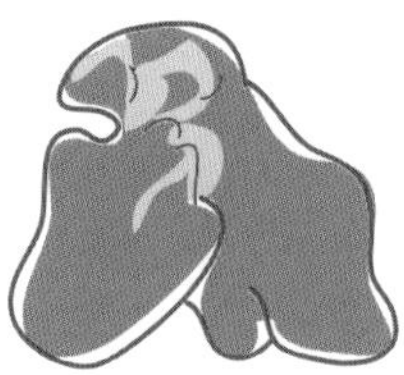

鶏レバー

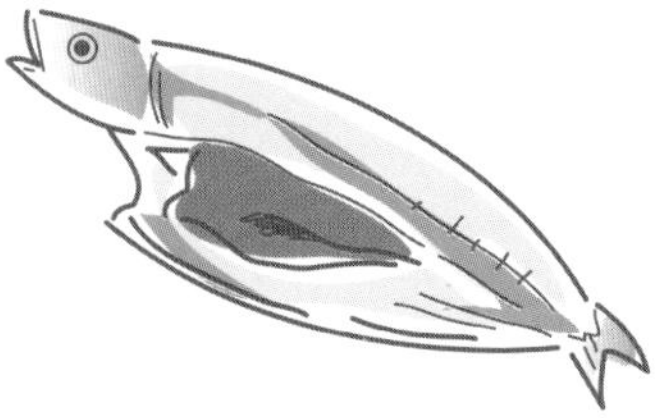

イワシ（干物）

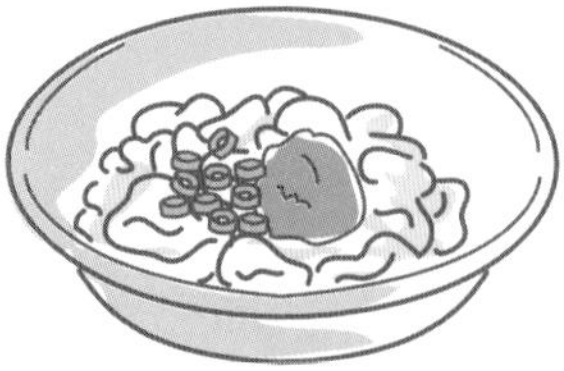

白子

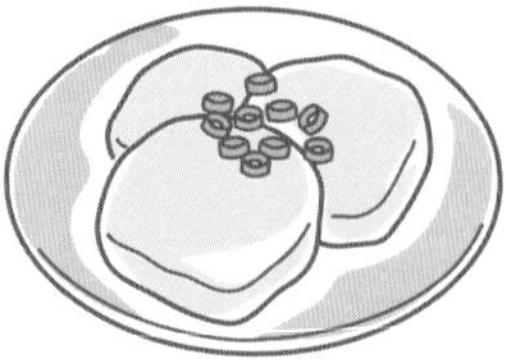

アンキモ（酒蒸し）

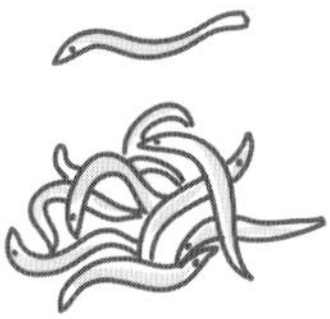

しらす干し

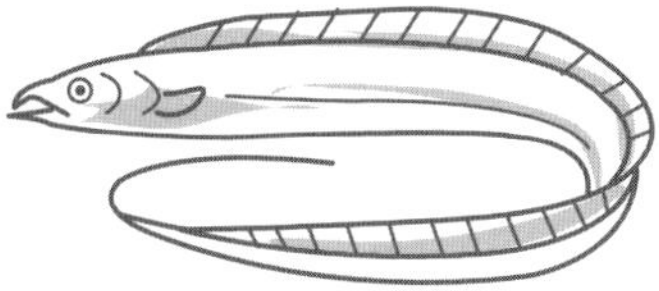

太刀魚

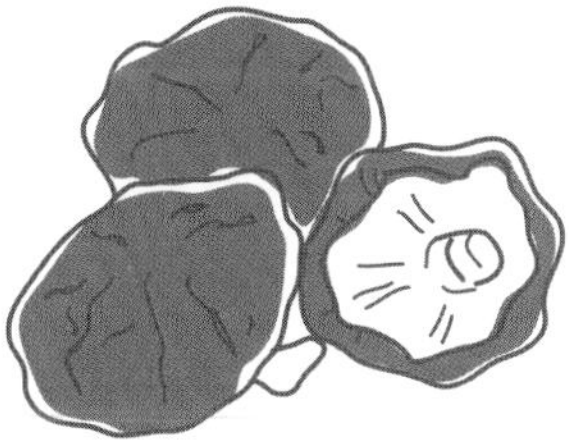

干し椎茸

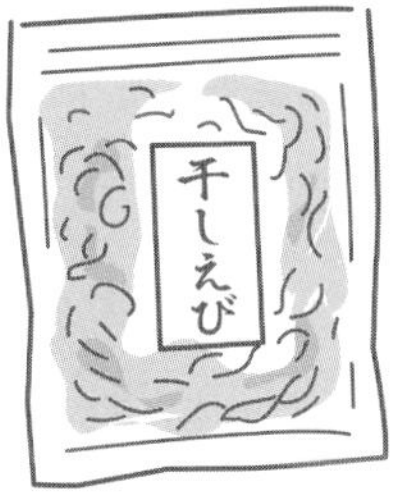

干しエビ

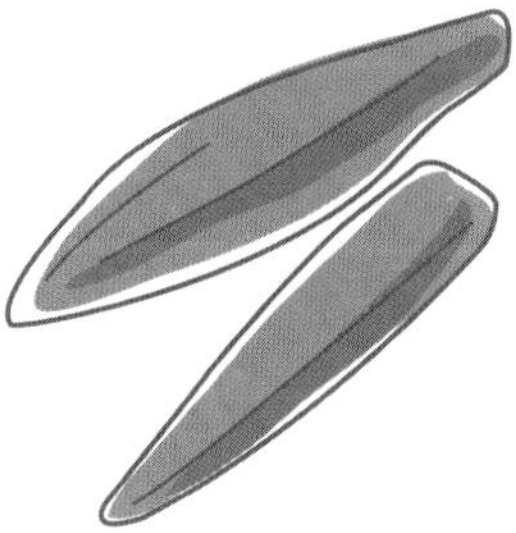

かつお節

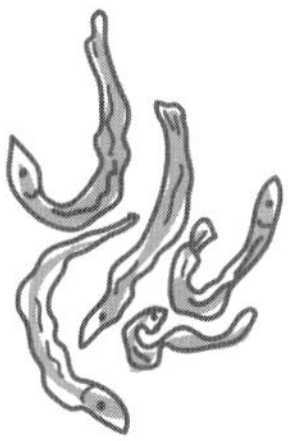

ちりめんじゃこ

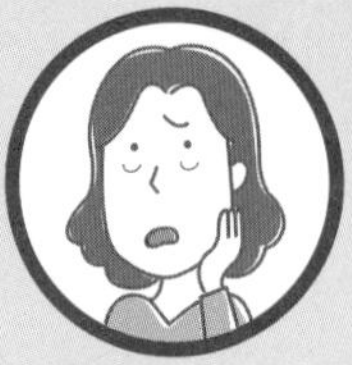

プリン体含有量だけでなく栄養バランスも大切

高尿酸血症と診断されたら食材のプリン体の含有量に気を配ってください。かといって気にし過ぎると何を食べていいかわからなくなり、ストレスになってしまいます。

プリン体はほぼすべての食材に含まれていて、肉や魚などのタンパク源にも多く含まれています。

前のページに挙げたプリン体の多い食材を、ここで紹介するプリン体の少ない食材に置き換えるなど工夫をしてみましょう。

厳格に制限しようとすると栄養のバランスが崩れてしまい、免疫力が低下したり、他の病気になってしまったりする危険が増します。

プリン体に過度に神経質になってはいけません。**多種多様な食材を、栄養バランスを取りながら、適切なエネルギー量を守って規則正しく食べる**ように心がけましょう。

尿酸値が上がりにくいプリン体の少ない食材（100gあたり）

プリン体50～100㎎の少ない食材

プリン体量が少ない食材も、多種多様でバラエティに富んでいます。工夫次第でボリュームと充実感のあるメニューを楽しんでください。適量をバランスよく摂取することは生活習慣の基本です。

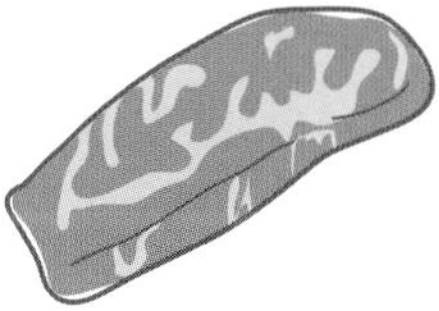

牛肩肉

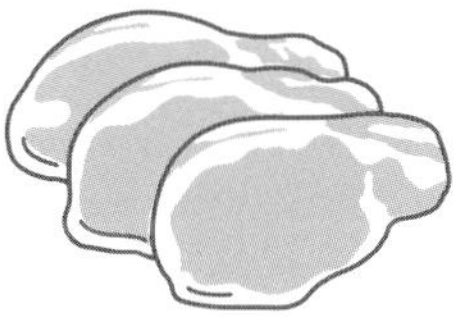

豚バラ肉

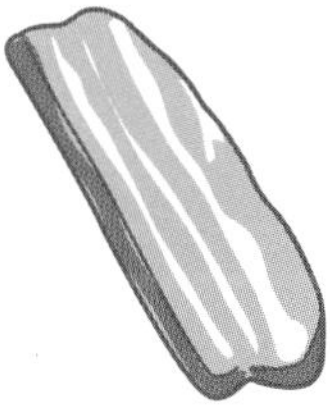

ベーコン

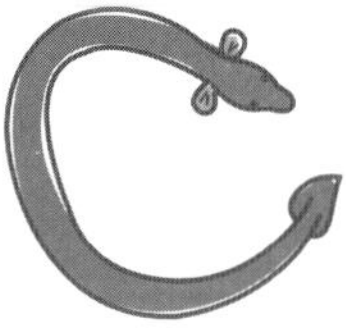

ウナギ

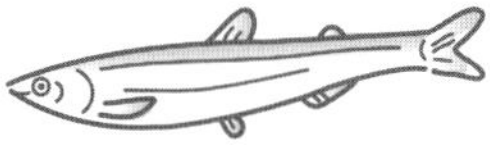

ワカサギ

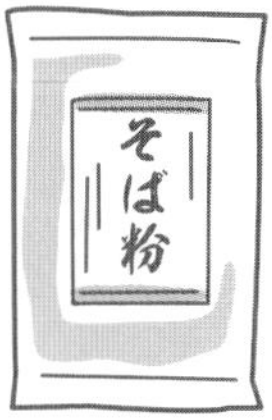

そば粉

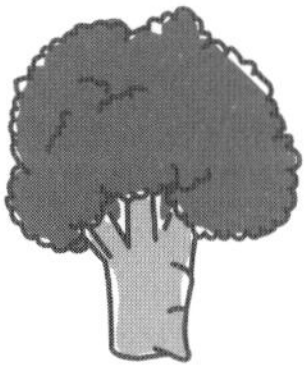

ブロッコリー

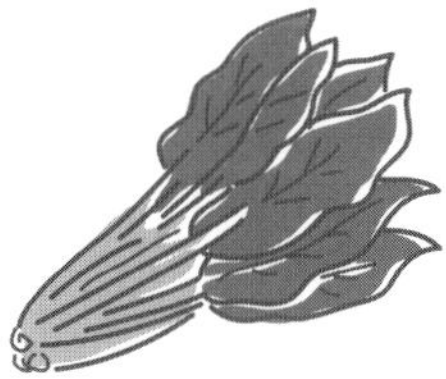

ほうれん草

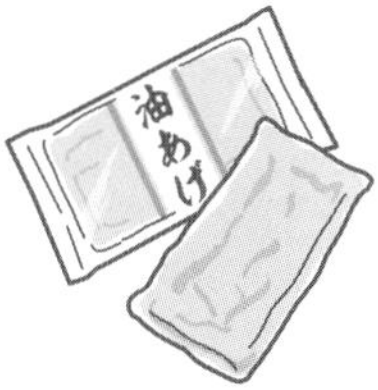

油あげ

プリン体50mg以下の極めて少ない食材

プリン体50mg以下の極めて少ない食材は、50〜200mgの食材（巻末の食品のプリン体含有リスト参照）と組み合わせてメニューを作りましょう。たまには200mgを超える食材を適量加えてアレンジしても大丈夫です。

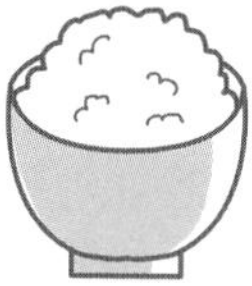

白米

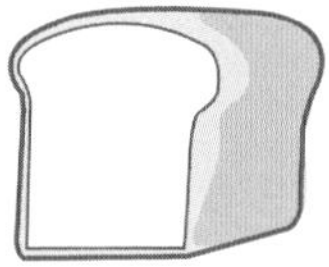

食パン

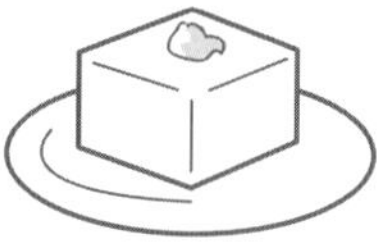

豆腐

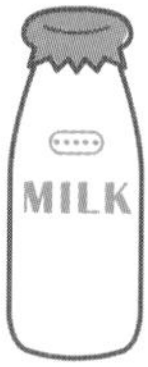

牛乳

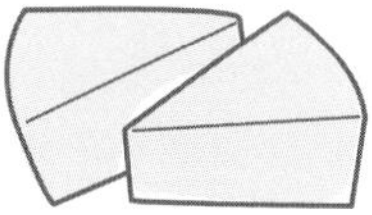

チーズ

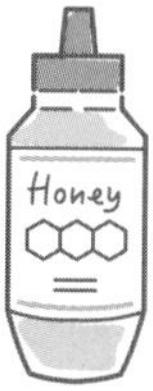

はちみつ

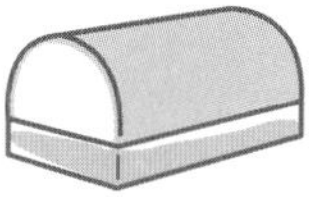

かまぼこ

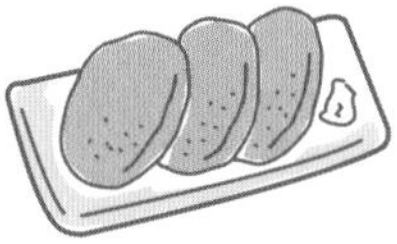

さつま揚げ

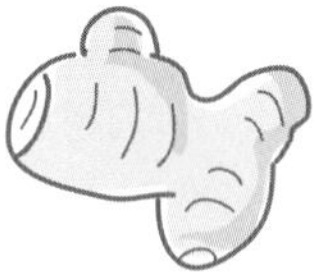

生姜

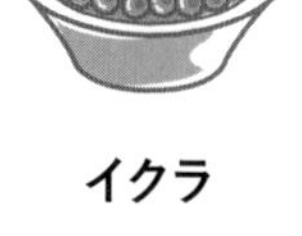

イクラ

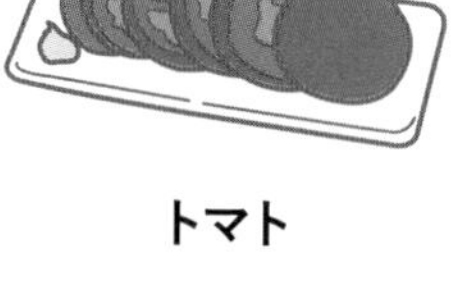

トマト

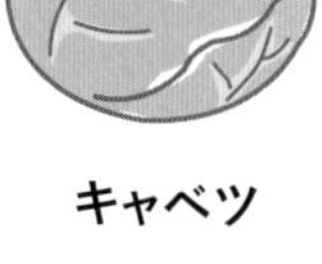

キャベツ

第2章

高尿酸血症になってしまったら

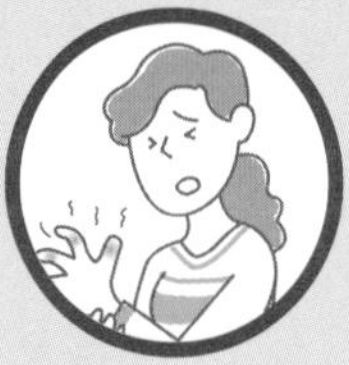

尿酸値が上がってしまった！高尿酸血症と診断されたら

「尿酸値が高い」と診断されても、ほったらかしにしている人は少なくありません。**単に数値が高いだけで自覚症状が出ない**のが原因です。

尿酸は人が生きて活動をしている限り、体内で作られ排泄されている物質です。多過ぎると高尿酸血症、極端に少な過ぎると腎性低尿酸血症と診断されます。尿酸は身体に必要な要素なので産生と排泄のバランスが取れていなくてはなりません。

バランスが崩れる原因の中で、最も大きいのが生活習慣の乱れです。生活習慣の影響は、それが些細なものでも積み重なれば、徐々に身体に表れてきます。高尿酸血症が生活習慣病といわれるのは、このためです。他の病気や薬が要因の場合を除けば、**生活習慣を改善することで尿酸値を正常に戻す**ことができます。これからは健康診断などで尿酸値の項目にチェックがついて、高いと指摘されたら生活習慣を見直してください。

尿酸値の目安と症状

尿酸値（mg/dL）

9.0

男性 厳重注意
いつ痛風発作が
発症してもおかしくない

8.0

男性 要注意
痛風発作発症に
注意が必要

7.0

男性 注意
痛風発作発症の
可能性がある

6.0

男性 正常
痛風発作発症の可能性は低い

女性 要注意
合併症発症の可能性あり

高尿酸血症は放置せず、まずは
生活習慣を見直して生活改善に取り組みましょう。

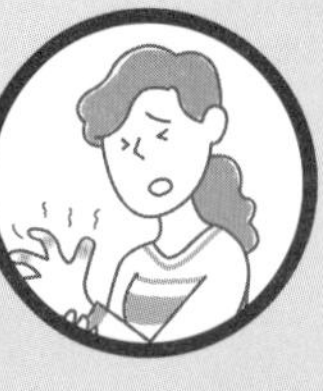

男性は7・0、女性は6・0を超えたら高尿酸血症の黄色信号

高尿酸血症にもかかわらず何もせずに放置していると、痛風発作や怖い合併症の危険があると書いてきました。**高尿酸血症と診断されたら、適切な治療をしていく**必要があります。

男性の場合は尿酸値が7・0㎎／dLを超えると高尿酸血症と診断され、女性の場合は6・0㎎／dLを超えると要注意と診断されます。痛風の症状が出ていないか、合併症が出ていないかを検査して適切な治療が決められます。

痛風発作を発症した人は、尿酸値を6・0㎎／dL以下に維持するために投薬治療を始めるのが一般的です。尿酸は6・7㎎／dLを超えると関節液中で結晶化するからです。加えて投薬だけではなく生活習慣改善の治療も同時に行います。また、痛風発作がなくても合併症があって尿酸値が8・0㎎／dL以上、合併症がなくても尿酸値が9・0㎎／dLを超えている場合は投薬治療をすすめます。**女性は6・0を超えたら生活習慣改善の治療が必要**と覚えてください。

高尿酸血症の治療の基準と指針

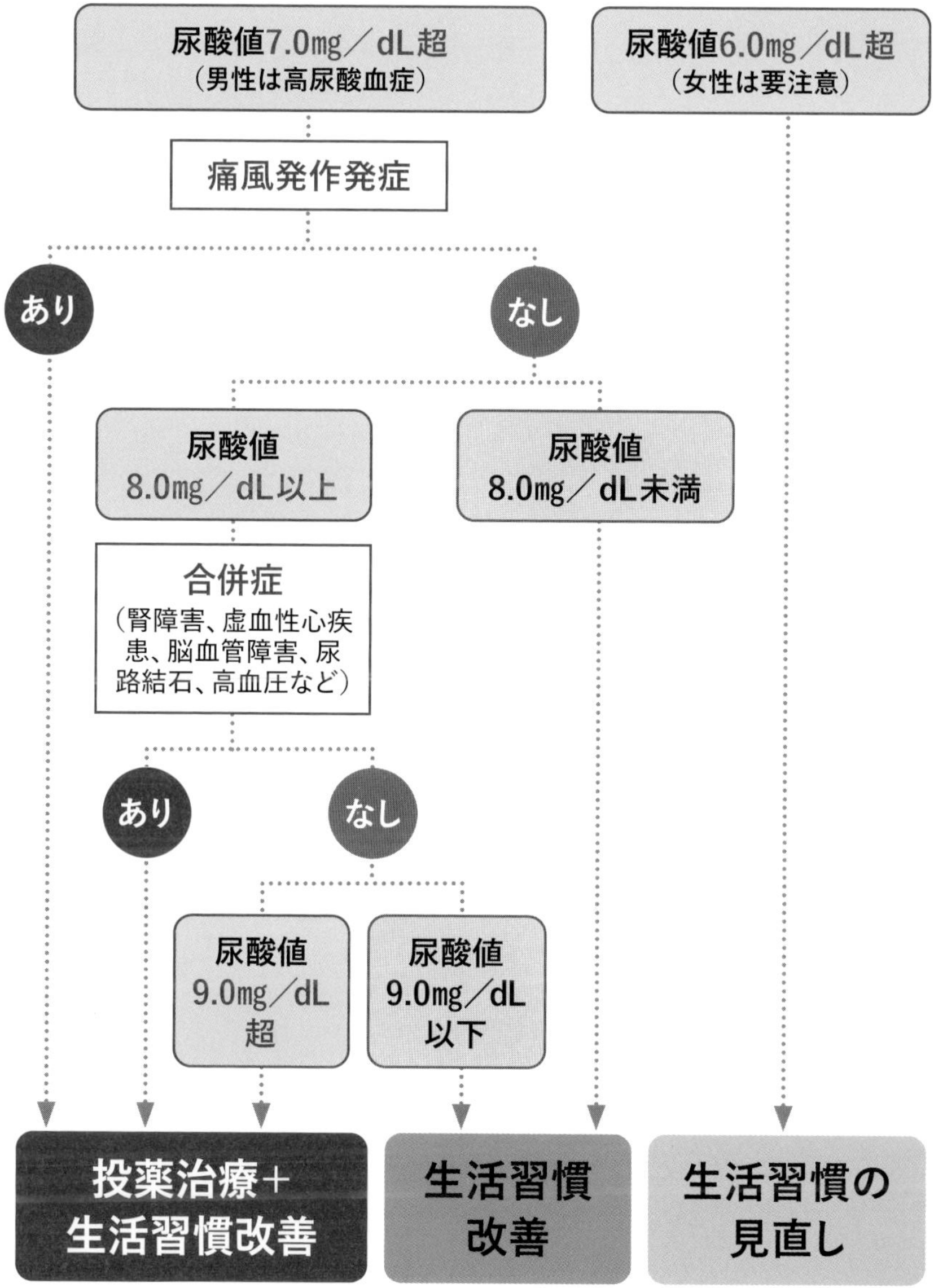

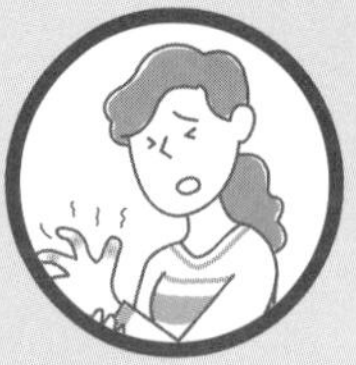

痛風発作や合併症がなくても まずは生活習慣の見直しを

高尿酸血症と診断されたら、痛風発作や合併症が出ていなくても数値の上昇に気をつけなくてはなりません。

薬剤の進歩のお陰で、投薬での尿酸値の管理は比較的簡単になりましたが、高尿酸血症は生活習慣病ですので、数値を上昇させないためにもまずは生活習慣の改善を始めてください。

生活習慣は長い時間をかけて身についたものです。喫煙のように、悪習慣とわかっていてもそれを改善するのは簡単ではありません。

高尿酸血症の治療のための生活習慣改善は**食事療法**、**アルコールの摂取制限**、**適度な運動**、**ストレスのコントロール**などです。長年の生活習慣を変えるのはすぐにできることではありません。じっくり時間をかけて、まずは自分にとって取り組みやすいことから改善していきましょう。うまくいったら次の生活習慣改善に取り組み、これを繰り返して生活習慣を見直していきます。

高尿酸血症の主な改善項目

食事療法

[尿酸を増やさない食事]

●プリン体の少ない食材選び
●摂取カロリーの制限　●ショ糖・果糖類の制限

[尿酸排泄の促進]

●尿をアルカリ化する食品摂取　●充分な水分摂取

アルコールの摂取制限

●プリン体を多く含むビールの制限
●アルコール全体の摂取制限

運動療法

●有酸素運動の推奨　●無酸素運動の制限
●過度な筋力トレーニングの制限

心理療法

●ストレス回避と解消　●リラックスの習慣
●休息の習慣

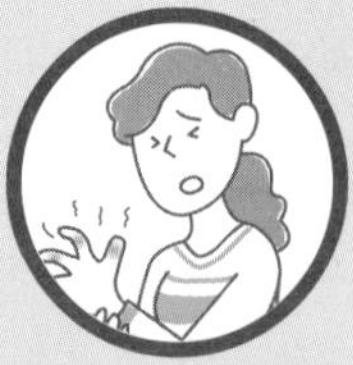

肥満・メタボ・太り過ぎは高尿酸血症の大きな引き金になる

高尿酸血症と肥満は密接な関係があります。高尿酸血症の患者には肥満の方が多くみられることからも、**肥満はそれだけで尿酸値を上げる大きな原因**といわれています。

年齢を重ねて中年期に差しかかると、誰でも基礎代謝が減ります。基礎代謝とは心臓を拍動させたり、消化吸収を行ったり、体温を一定に保ったりなど、人が生きていくために必要なエネルギー消費です。ここには尿酸の排泄も含まれています。

基礎代謝は筋肉で行われることが多いのですが、**加齢によって筋肉が衰えるとエネルギーの消費が少なくなり、太りやすくなってしまいます**。若いころの記憶のまま同じような食事をしていると、あっという間に太ってしまうのです。

焼肉、ラーメン、ファストフード、コンビニ食、飲酒の習慣などは、肥満と相乗効果で、尿酸値も上がってしまいます。

あなたの肥満度と標準体重は？

BMI計算で肥満度チェック

BMI ＝ 体重(kg) ÷（ 身長(m) × 身長(m) ）

BMI	肥満度
18.5 未満	低体重
18.5 以上 25 未満	普通体重
25 以上 30 未満	肥満 1 度
30 以上 35 未満	肥満 2 度
35 以上 40 未満	肥満 3 度
40 以上	肥満 4 度

※日本肥満学会の判定基準

★肥満2度以上の人は要注意です。

体脂肪率で肥満をチェック

（ヘルスメーター付き体重計）

	標準	太り気味	肥満
男性	16 ～ 21%	22 ～ 24%	25%以上
女性	20 ～ 25%	26 ～ 29%	30%以上

ウエストサイズで肥満をチェック

（肥満と推定されるウエスト（へそ）周囲径）

男性	85cm 以上
女性	90cm 以上

標準体重のチェック

標準体重(kg) ＝ 身長(m) × 身長(m) × 22

★標準体重をオーバーしていたら減量しましょう。

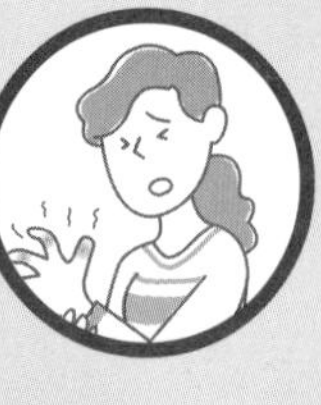

プリン体の量だけではなく摂取カロリーにも気をつけよう

高尿酸血症と診断された人は、プリン体の多い食材の摂取には気をつけてくださいと、第1章で書きました。これはとても大切なことですが、このプリン体摂取と同じくらい気をつけてほしいのがカロリー摂取です。

私たち生物は生命の維持や活動をするためにエネルギーを必要としています。カロリーとはそのエネルギー量の単位として使われています。

消費するカロリーと摂取するカロリーのバランスが取れていればいいのですが、現代人、特に高尿酸血症を発症する年代は、**摂取カロリーが消費カロリーを上回ってしまう傾向**があります。立ち仕事や、日常的に活発な運動習慣がある人は必要カロリーも多くなりますが、1日の大半を座って過ごす人は必要カロリーも少なくてすみます。基礎代謝量（kcal/日）はといい、ヘルスメーター付き体重計などで計測できます。また、簡易的な計算でおおよその基礎代謝量を算出する方法があります。

1日に必要な基礎代謝量（適正エネルギー量）を知ろう

国立健康・栄養研究所式
基礎代謝量算出計算式

●男性

（ 0.0481 × 体重（kg） ＋0.0234 × 身長（cm） − 0.0138 × 年齢 − 0.4235 ）
× 1000／4.186

●女性

（ 0.0481 × 体重（kg） ＋0.0234 × 身長（cm） − 0.0138 × 年齢 − 0.9708 ）
× 1000／4.186

※日本国内では、すべての年齢階級において比較的妥当性が高いとされる、国立健康・栄養研究所式が使用されることがあります。

簡易的基礎代謝計算式

基礎代謝量（kcal／1日） ＝ 基礎代謝基準値（kcal／kg体重／日） × 体重（kg）

※基礎代謝基準値はさまざまな基礎代謝測定の研究統計から算出された、体重1kgあたりの1日の基礎代謝量の代表値です。性別・年齢によって決められている次の代表値から計算することができます。
◎女性:30〜49歳/21.9　50歳以上/20.7
◎男性:30〜49歳/22.5　50〜64歳/21.8　65〜74歳/21.6　75歳以上/21.5

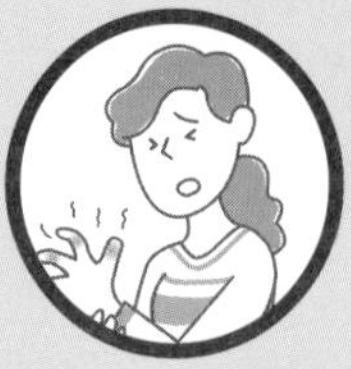

食習慣の修正が尿酸値を下げる大きなステップになる

基礎代謝量と摂取カロリーのバランスが取れていれば、どんな食べ方をしてもいいというわけではありません。同じ食事内容でも食べる回数や時間によって、太り方に大きな差が出ることがあります。

食事を抜いたり、食事の間隔が長くあいたりすると、血糖値が低下します。その状態で食事をすると血糖値が急上昇します。急上昇した血糖値を一定に保つため、糖の代謝を調整するインスリンが大量に分泌されます。

インスリンは血液中の糖を細胞に取り込ませ、エネルギー源として利用します。またインスリンの働きによって、余った糖はグリコーゲンや中性脂肪に合成され身体に蓄えられます。この**蓄えられた中性脂肪が肥満の原因**になり、**インスリンの大量分泌は糖尿病のリスク**にもなります。尿酸値が上がりやすい働き盛りの世代は、朝食を抜いたり、夕食が遅くなったり、不規則な食生活になりがちです。規則正しい食習慣を心がけましょう。

太りやすい食べ方&飲み方とその対策

まとめ食い

1食抜いた後の食事は空腹感が増し、必要以上に食べてしまいがちです。朝食を抜いて大盛りランチや、昼食を抜いて遅めの夕食で山盛りご飯をお代わりするなどは要注意です。3食を規則正しい間隔で食べることで、血糖値の乱高下を防ぎましょう。

早食い

脳の満腹中枢が反応し始めるのは、食べ始めてから15分以上後です。早食いは満腹感を感じる前にお代わりをしてしまうなど、大食いや食べ過ぎにつながります。ひと口20回咀嚼、ひと口ごとに箸を置くなどしてゆっくり食べましょう。

ながら食い

スマホを見ながら、テレビを観ながら、雑誌を読みながらといったながら食いは、ついつい食べ物に手が伸びてしまい、食べ過ぎてしまいます。食事のときはテレビを消して、食卓には余計なものは置かずにゆっくり食事を楽しみましょう。

ストレス食い

ストレスを感じると食欲が増進したり、深酒したりする人は要注意です。「最近ストレスを感じてるなぁ」と思ったら、食事の前に深呼吸をする、水やお茶を飲んで心を落ち着けるなどして暴飲暴食に走らないよう気をつけましょう。

ご飯から食べてしまう

ご飯などの炭水化物から食べると、血糖値が急上昇します。また、肉などの高エネルギーのおかずから食べると太りやすい体質になります。低GIダイエットや食べ順ダイエットのように、野菜、海藻、汁物から食べ始めましょう。

無意識飲み

水分補給のつもりで、缶コーヒーやスポーツドリンク、甘めの清涼飲料水を無意識に飲んではいませんか?1日に何本も飲んでいる人は糖の摂り過ぎで血糖値が上がります。なるべく無糖のお茶やお水を選びましょう。

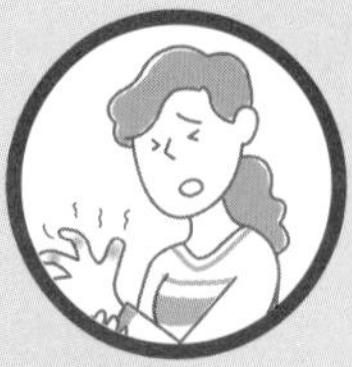

高尿酸血症を大きく左右する 悪い脂質、良い脂質

脂質は主に脂肪酸で構成されています。脂肪酸には飽和脂肪酸と不飽和脂肪酸があり、この２つは体内での働きが大きく異なります。

飽和脂肪酸は肉や乳製品などの動物性の脂質に多く含まれていて、燃焼しきれず余った分が血液中のコレステロールや、中性脂肪として蓄えられます。ヒレカツよりロースカツ、焼肉はカルビ、生クリームやバターをたっぷり使ったケーキやパンなどを選んでいる人は、注意が必要です。

不飽和脂肪酸は植物油や魚の脂質に多く含まれています。中でもｎ－３系脂肪酸といわれるＤＨＡ（ドコサヘキサエン酸）やＩＰＡ（イコサペンタエン酸）には、血液中のコレステロールや中性脂肪を減らす働きがあります。積極的に摂ることをおすすめします。

脂質は大切な栄養素ですから、バランスよく取り入れることが大切です。肉と魚、ロースとヒレ、洋菓子と和菓子など気をつけて食べるようにしましょう。

主な脂肪酸の種類

飽和脂肪酸	●牛・豚肉の脂 ●バター　●生クリーム　●チーズ ●チョコレート ●ショートニング ●パーム油　●ココナッツオイル	すべて摂り過ぎに注意
不飽和脂肪酸	**★マグロ　★イワシ　★サンマ　★サバ** **★サケ　★ブリ** ●アーモンド　●くるみ　●オリーブ油 ●なたね油　●サフラワー油　●コーン油 ●ひまわり油　●大豆油　**★えごま油**	中でも★はプリン体は多いが適度に摂る

肉の脂肪を減らす調理方法

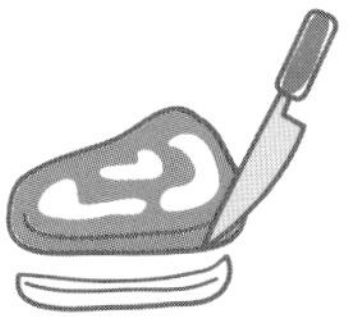

脂肪や皮を除く

肉は脂身を丁寧に取り除きましょう。また鶏肉は皮も取り除きます。

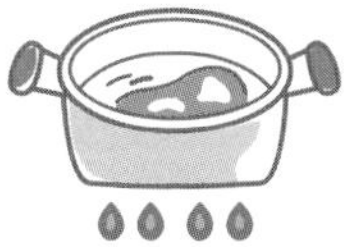

ゆでこぼす

ゆでると脂がゆで汁に溶け出します。アクを取り、鍋ごと冷まして固まった脂を取り除きます。

脂を拭き取る

フライパンで肉を焼いたときに出てくる脂をキッチンペーパーなどで拭き取ります。

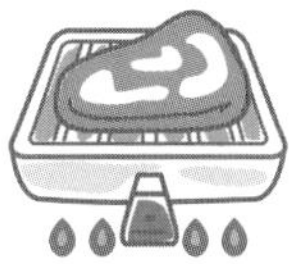

網焼きする

脂肪の多い肉はフライパンでなく、魚焼きグリルや焼き網で焼き、脂肪分を落としましょう。

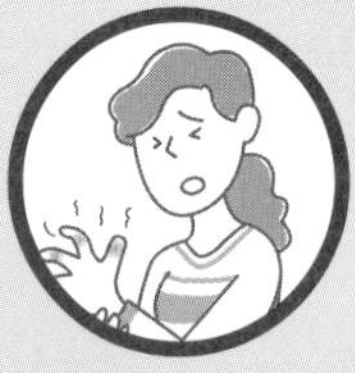

尿酸の排出を促進する食物繊維を積極的に

ダイエットや便秘などで登場する食物繊維は体内には吸収されませんが、健康のために重要な役割を担っており、水溶性と不溶性の2種類があります。

水溶性食物繊維は、水に溶けやすい性質があり、水に溶けるとゼリー状になります。そのため、小腸で他の栄養素を吸収する際にクッションの役割を果たします。特に**甘い物を食べるときには、水溶性食物繊維の多い食材を選ぶ**ことをおすすめします。また、脂っこい食事や濃い味が好きな人にもおすすめの成分です。カロリーゼロなので肥満を予防する効果も期待できます。

不溶性食物繊維は、水に溶けにくい性質があり、水分を吸収して便のカサの一部となります。便が増えると、大腸が刺激され便通が良くなります。便には過剰な尿酸など有害な物質を排出する働きがあるのでメリットが多いです。

食物繊維が豊富な海藻、野菜、きのこ、こんにゃくなどはカロリーが低く、食べごたえがあり、たっぷり食べても肥満の心配はありません。

食物繊維のメリット

食物繊維のメリット

食物繊維には次のような有意義なメリットがあります。生活習慣病予防には欠かせない栄養素です。積極的に取り入れてください。

- 排便を促し便秘解消
- 満腹感が得やすく、長持ち
- 老廃物や有害物質の排泄を促す
- コレステロール値を下げる
- 血糖値の上昇を抑える

食物繊維を多く含む食材

【穀物】

●玄米　●胚芽米　●麦めし
●とうもろこし　●オートミール

【豆類】

●いんげん豆　●枝豆
●納豆　●おから
●煮豆（大豆、うずら豆、あずき）

【芋類】

●さつまいも　●里芋
●こんにゃく

【野菜】

●ごぼう　●ふき　●セロリ
●アスパラガス　●青菜類
●キャベツ　●白菜
●切り干し大根

【果物】

●柑橘類
（みかん、グレープフルーツなど）
●バナナ
●干し柿

【きのこ類】

●干しきくらげ
●干し椎茸
●しめじ
●えのきだけ

【海藻類】

●わかめ
●寒天
●ところ天
●焼き海苔

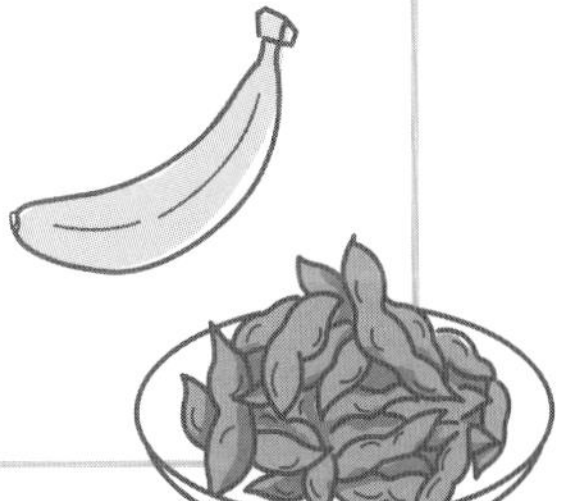

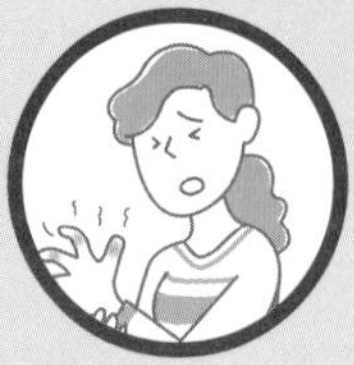

尿酸の排泄促進に1日2ℓ以上の水分摂取を

尿の量が少なくなると、尿酸値が高くなります。尿量を増やすことは尿酸値を下げる重要なポイントです。尿酸の約7割は尿から排泄されるため、尿量が充分にないと尿の濃度が濃くなり、尿酸が尿に溶け出す量も減ってしまうのです。そのままでは尿路結石の危険も増えます。

健康な人は1日に約1・2ℓの水分を摂ると、尿量が約1~1・5ℓになるといわれています。尿酸値の高い人は尿量を多くして2ℓは維持してください。健康な人より約800㎖多く、**2ℓの水分摂取を推奨**という計算になります。

水は一度に大量に飲むのではなく、起床時、食事時、入浴時、就寝前などにコップ1杯ずつ飲み、大量に汗をかいたり、お酒を飲んだりしたときは、意識的に水分補給しましょう。水以外にも麦茶やウーロン茶などもおすすめです。糖分の多い飲料や、利尿作用があり過剰に尿を排出してしまうコーヒーや紅茶は適していません。**尿酸の排泄を阻害するお酒は水分量には含まない**でください。

上手な水分の摂り方とタイミング

水分摂取のポイント

POINT1	POINT2	POINT3	POINT4
1日2ℓ以上の水分摂取	1回にコップ1杯（約200cc）	常温かほんのり冷たいくらい	一口ずつゆっくり飲む

コップ1杯の水分摂取のタイミング

起床時

睡眠中の発汗で濃くなった尿や血液を正常に戻すため。必ずうがいをしてから飲む。

食事前

胃腸の調子を整え、満腹中枢を刺激するので食べ過ぎ防止の効果も。

入浴時

入浴前後に水分を摂り、発汗で減った水分を補給。

就寝前

長時間水分補給ができないので、予め水分補給をしてから寝る習慣を。

水分補給を増やすタイミング

運動時

発汗や呼吸によって過剰に水分が消費されるので、運動の前・中・後には必ず水分補給をしましょう。喉が渇く前にこまめに。

飲酒時

アルコールを体内で分解するために大量の水分が消費されます。また利尿作用もあるので、知らない間に脱水症状になることもあります。お酒と同量の水を飲みましょう。

発熱時

発熱したときや、体温よりも気温が高いときは汗や呼吸から水分が失われます。意識的にこまめに水分補給をしましょう。

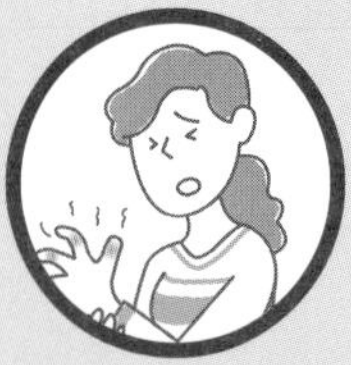

塩分の摂り過ぎは高尿酸血症を悪化させる

高尿酸血症になると、尿酸が腎臓に蓄積して、腎機能が低下し高血圧になる傾向があります。高血圧になると腎臓にさらに負担をかけ機能を低下させ、尿酸の排泄を阻害し、ますます尿酸値を上げるという悪循環を繰り返します。

高血圧の一因とされているのが、塩分摂取です。諸外国に比べ、日本人の塩分摂取量はかなり多いといわれています。

健康な成人の**塩分摂取量は男性７・５ｇ未満、女性６・５ｇ未満が目標値**となっています。高血圧の人はさらに少なく１日６ｇ未満を推奨しています。高尿酸血症の人も同様の１日６ｇ未満を目標にしたいです。

塩分を多く含む食品には佃煮、漬物、練り物、干物、だし・スープなどがあります。中でも干物、ラーメンスープ、かつお出汁の汁などはプリン体も多く含んでいますので、なるべく控えてラーメンスープやうどんの汁は、勇気を出して残しましょう。同時に塩分の排泄を促すカリウム食品を摂りましょう。

減塩を実現するポイントとカリウム食品

塩分6g未満を実現する14のコツ

- 塩の代わりに胡椒、わさび、七味などの香辛料を使う
- とりあえず何にでも酢をかけてみる
- 生姜、大葉などの香味野菜を加える
- 昆布出汁や野菜出汁を濃いめにする
- 適温で食べる
- 減塩食品を選ぶ
- 煮汁は残す
- スープや汁は残す
- 調味料は計量する
- 旬で新鮮な食材の味を楽しむ
- 減塩調味料を選ぶ
- 食品の成分表で塩分を確認する
- 塩辛いと感じたら残す
- 塩分は味付けの仕上げに使う

カリウムを含む食品

カリウムは余分な塩分の排泄を促します。積極的に取り入れましょう。

- かぼちゃ
- 小松菜
- ほうれん草
- にら
- 枝豆
- 里芋
- じゃがいも
- えのきだけ
- しめじ
- ひじき
- 豆乳
- 納豆
- タラ
- 生サケ
- 鶏ささみ
- アボカド
- バナナ
- キウイフルーツ

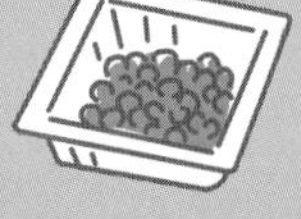

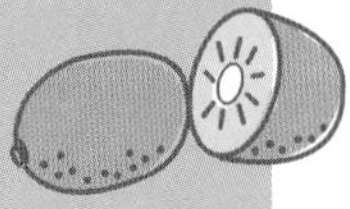

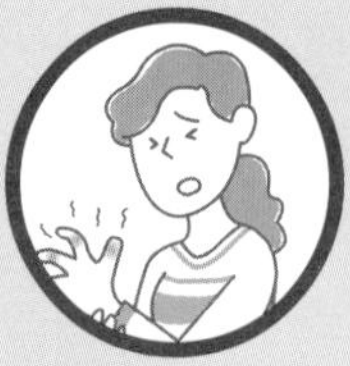

ビールだけじゃない！尿酸値を上げないお酒の適量

高尿酸血症の人や痛風発作を経験した人から「プリン体の多いビールは飲んではいけない」とか「焼酎やウイスキーは大丈夫」とか聞くことがあります。残念ながらどちらも間違いです。確かにビールに含まれるプリン体は多く、体内への吸収が良いので控えるべきです。でも**アルコール自体に尿酸値を上げる働きがある**ので、ウイスキーも焼酎も控えるべきなのです。

アルコールを摂取ない人に比べて、１日50ｇ以上のアルコールを摂取する人の痛風発作が出る確率は２・５倍以上という報告があります。一方でワインはグラス２杯程度なら尿酸値を下げる、痛風を減らすという報告があります。

アルコールには「腸管でのプリン体の吸収を促進」「肝臓での尿酸の産生を加速」「腎臓からの尿酸の排泄を抑制」という働きがあり、尿酸値を上げやすいのです。禁酒・断酒が理想ですが、それが難しい人は**適量を守り、深酒することなく、週に2日続けて休肝日**を設けましょう。

1日のアルコールの適正量（純アルコール約20g）

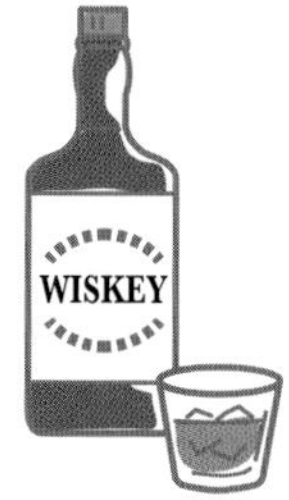

ウイスキー・ブランデー
ダブル（60mℓ）

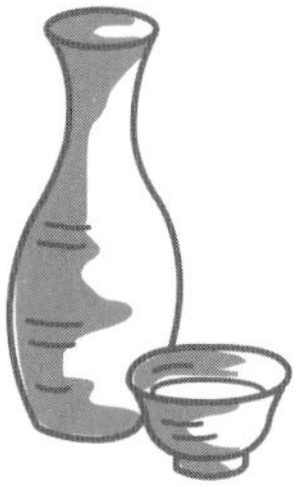

日本酒
1合
（180mℓ）

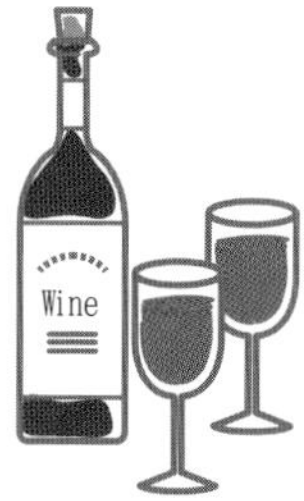

ワイン
グラス2杯
（160mℓ）

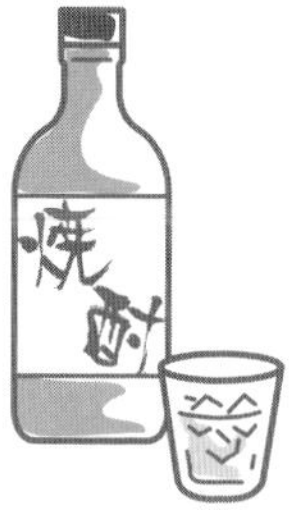

焼酎
1／2合
（90mℓ）

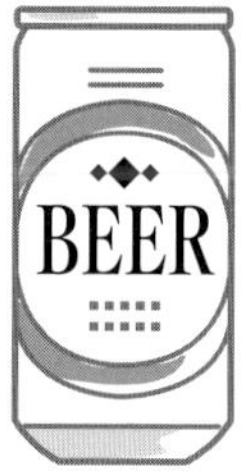

ビール
ロング缶・中瓶
（500mℓ）

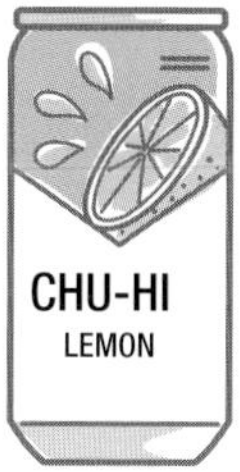

レモンサワー
ロング缶
（500mℓ）

ビール好きな人は、
できるだけプリン体カットと表記された
発泡酒を選ぶようにしてください。
また、糖質ゼロと書かれたお酒を選ぶことをおすすめします

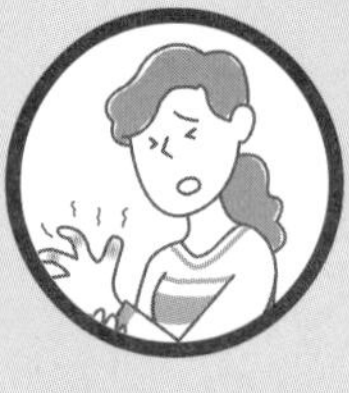

尿酸値を上げない お酒のつまみの選び方、摂り方

特にお酒がスイスイ進んでしまうおつまみには、プリン体を多く含むものが多いようです。レバー、砂肝、カツオ、白子、アンキモ、魚の干物、塩辛……どれもお酒のつまみとしては理想的ですが、尿酸値にとっては最悪な食品です。から揚げ、ハムカツ、漬物、シメのラーメン……プリン体は少ないものの、脂質、塩分、糖分を摂り過ぎてしまい尿酸値に悪い影響を与えます。

尿酸値の高い人は、**野菜、きのこ、こんにゃく、厚揚げ、枝豆、冷や奴や湯豆腐**などに置き換えましょう。飲む前に酢の物を食べるのもおすすめです。

過度のアルコールは胃を刺激して食欲を増進させます。加えて満腹中枢を麻痺させてシメの炭水化物まで背中を押してしまうのです。お酒とつまみを一緒に食べると、まずアルコールの分解と代謝が行われるため、つまみ類は分解が間に合わず中性脂肪として蓄えられて、肥満の原因になります。また、アルコールの分解に体内の水分を消費します。必ずお酒と同量のお水を飲むように。

尿酸値を上げにくく、太りにくいおつまみ

野菜

●おひたし ●きんぴら ●大根サラダ
●もろきゅう ●冷やしトマト ●野菜スティック

低カロリーでビタミンやカリウムを摂取できます

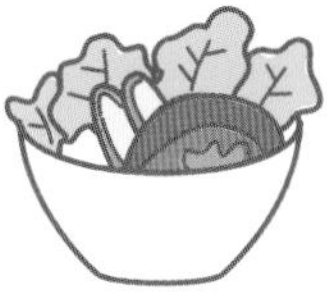

きのこ

●きのこ炒め ●焼き椎茸 ●なめこおろし ●えのき巻
●まいたけ天ぷら ●マッシュルームのマリネ

糖質や脂質の代謝を促進しビタミンB群が豊富

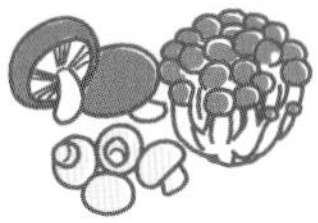

海藻

●もずく酢 ●わかめの酢の物 ●ひじきの煮物
●昆布の柔らか煮 ●切り昆布炒め ●めかぶのおひたし

食物繊維が豊富で、尿をアルカリ化する作用も

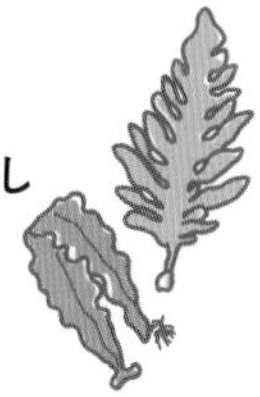

豆・大豆加工品

●枝豆 ●冷や奴 ●湯豆腐 ●昆布豆
●厚揚げ焼き ●がんもどきの煮付け

低カロリーで植物性タンパク質が豊富

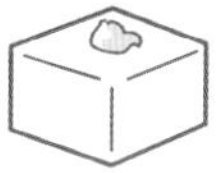

こんにゃく

●こんにゃくステーキ ●煮しめ ●おでんこんにゃく
●しらたき料理 ●糸こんにゃくのピリ辛炒め

プリン体が極端に少なく低カロリーでボリューム満点

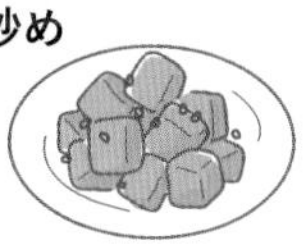

チーズ

●カプレーゼ ●カマンベールチーズ ●プロセスチーズ
●スモークチーズ ●ちくわチーズ

プリン体の少ない動物性タンパク源

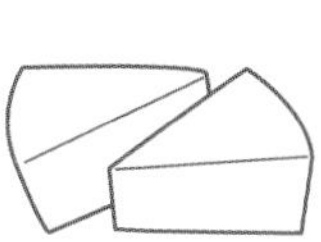

COLUMN❶

遺伝的要因と尿酸値

尿酸値が上がる原因には大きく分けて、乱れた生活習慣と遺伝的な要因があり、これらを原発性高尿酸血症と呼ぶと第1章で説明しました。

遺伝的な要因は、祖父や父親などの男性側に痛風発作の疾患者がいた場合に限りません。

女性側の家系に高尿酸血症からくる合併症の人がいる「隠れ痛風家系」は気づきにくい場合があります。もし親族や親戚に高尿酸血症の人がいたときは、必ず健康診断の結果に注意をしてください。

遺伝や年齢、性別は変えられませんが、生活習慣は自分の力で変えることができます。

近親者に高尿酸血症発症者がいた場合のリスク

●第一度近親者（両親、兄弟、姉妹、子供）の中に
高尿酸血症発症者がいる場合

➡ **高尿酸血症発症のリスクが通常の2倍**

●第二度近親者（祖父母、叔父、叔母、姪・甥、異父・異母兄弟姉妹）の中に高尿酸血症発症者がいる場合

➡ **男性：高尿酸血症発症のリスクが通常の1.27倍**

➡ **女性：高尿酸血症発症のリスクが通常の1.4倍**

※2013年 ノッティンガム大学 リウマチ科の発表データ

第3章

実践編

尿酸値を下げる 食事と運動

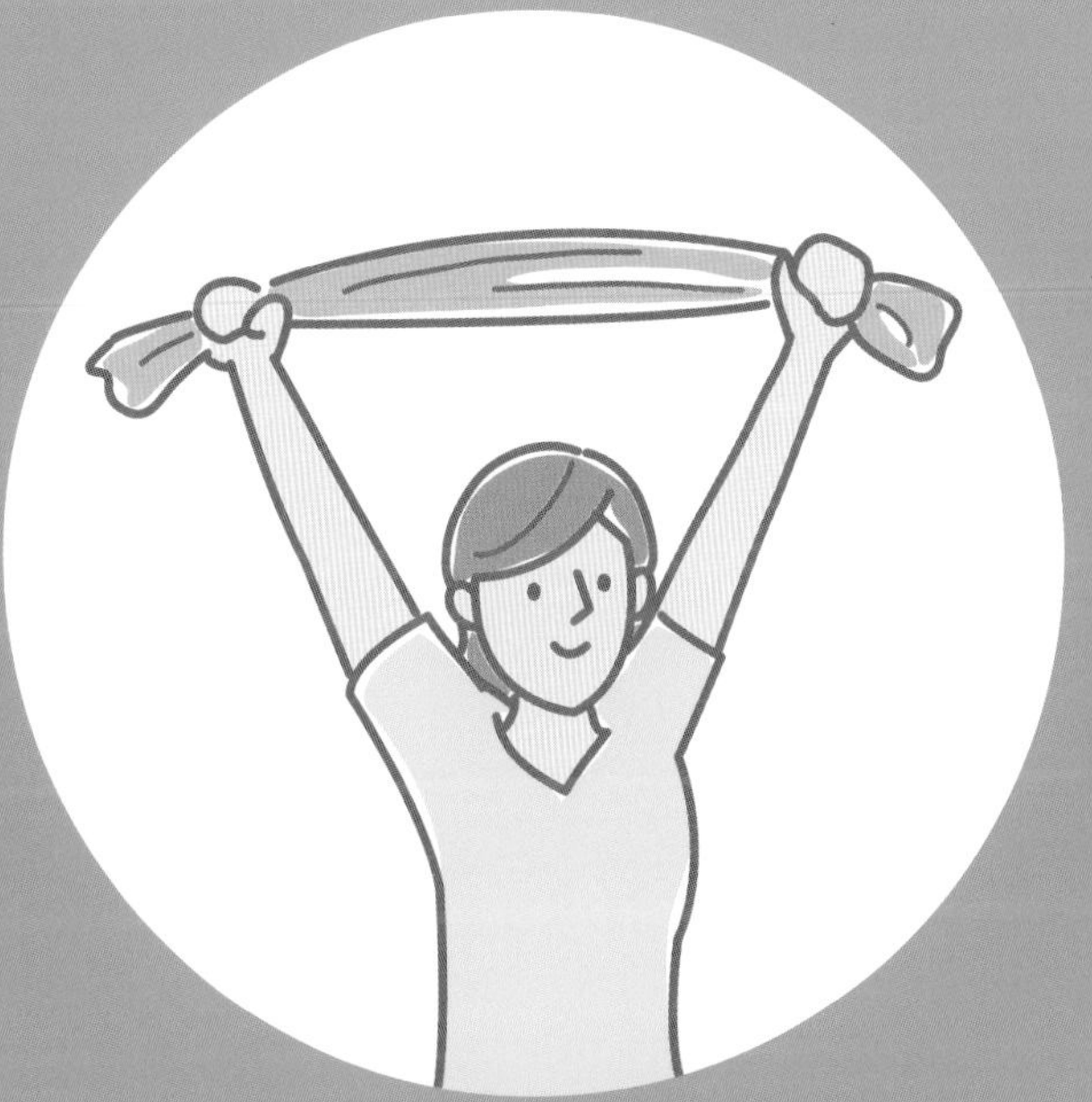

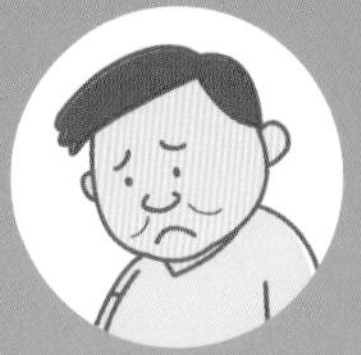

家食の食べ方のコツ

煮たりゆでたりするだけでプリン体は減らせる

生活習慣病改善において食事は大切な要因の一つです。中でも**高尿酸血症においては、食習慣の見直し、改善はとても大切**です。

高尿酸血症と診断された人も、まだされていない人も、現在の食習慣を見直して、乱れていたら改善しましょう。

尿酸値が高い場合はプリン体を多く含む食品はなるべく控えたほうが良いのですが、食べてはいけない食品はありません。

昨今、テレワークが増え、自宅で朝昼晩を食べる人も増えたようです。自炊なら、ちょっとした工夫で健康的な食事に改善できると思います。

プリン体は水に溶ける性質があるので、**煮たりゆでたりすれば3分の2くらいに減らす**こともできます。高尿酸血症から高血圧や糖尿病につながる場合もあります。カロリーや塩分を控えて、多様な食品を組み合わせ、腹八分目を心がけて食事を楽しんでください。

家でのオススメ朝食メニュー例

朝食はその日初めての食事です。単なる栄養補給と考えず、メニューを楽しんで。家食だと単調になりがちですから、バリエーションを増やしてください。

和食

- **ご飯:茶碗1杯約200g**
  玄米や麦ご飯ならよりいい
- **わかめと豆腐の味噌汁**
  具材は好みで変える
- **焼き魚:1切れ**
  干物ではなく生魚や切り身
- **卵焼き:卵2個分**
  だし巻きがおすすめ
- **納豆:45g入り1パック**または**冷や奴:1/2丁**

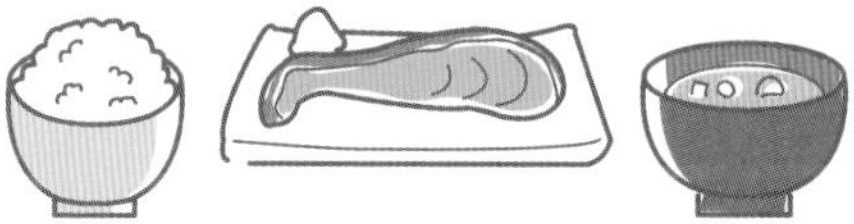

洋食

- **トースト:8枚切り食パン2枚**
  ライ麦入りや雑穀入りならよりいい
- **目玉焼き**または**プレーンオムレツ:卵2個分**
- **ウインナーソーセージ**または**ハム:50g**
  ベーコンの場合は脂少なめに
- **ヨーグルト:200g**
  または**牛乳:200cc**
- **サラダ:150g**

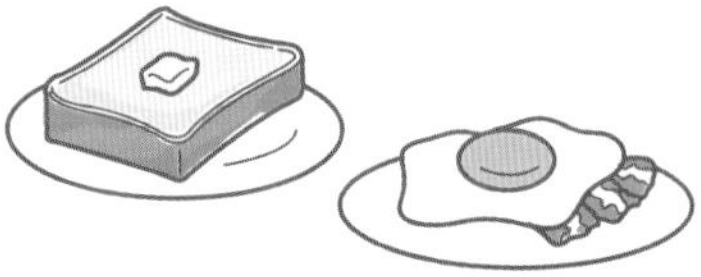

シリアル

- **オートミール:50g&オールブラン:30g**
  オートミールは4時間以上牛乳にひたして、食べるときにオールブランを加える
- **バナナ:1本**または**キウイ:1個**
  柑橘類もおすすめ。旬の果物も可
- **コーヒー:150cc**
  ハーブティならよりいい

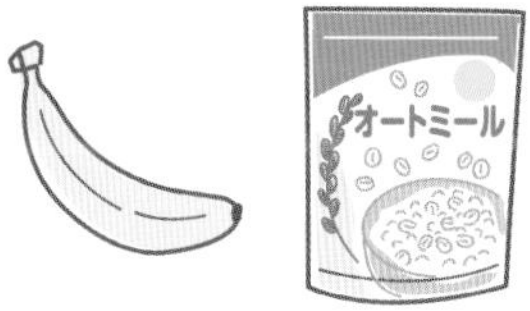

家でのオススメ昼食メニュー例

昼は活動量が多く、カロリー消費も多めなので、昼食はある程度ボリュームがあっても大丈夫です。タンパク質と野菜類を多めに、満足感のある昼食に。市販の調味料を工夫して、簡単に仕上げるのがポイントです。高年齢の方や女性は20%減を目安にしてください。

和食

●ご飯:茶碗1杯約200g

玄米や麦ご飯ならよりいい

●なめこの味噌汁

具材は好みで変える

●豚の生姜焼きまたは**豚肉と玉ねぎの味噌炒め**

付け合わせにキャベツ、レタス、トマトなど

●酢の物

わかめとキュウリ、もずくなど

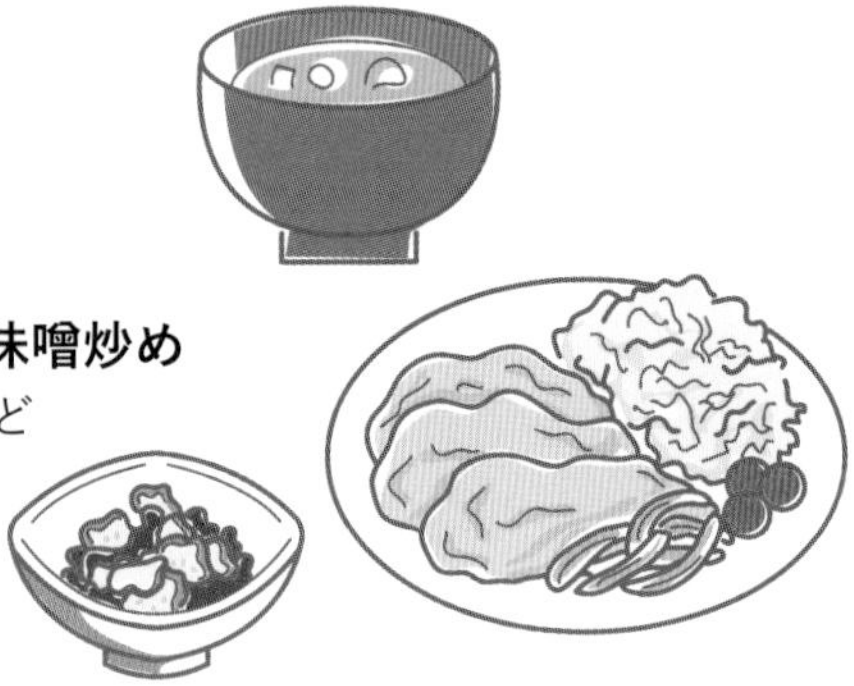

●焼きそばまたは**焼きうどん:1玉**

豚肉、キャベツ、もやし、にんじん、玉ねぎなど具材は多めに

●切り干し大根と油揚げのお吸い物

味付けは白だしで。切り干し大根はそのまま入れて大丈夫

●大根とキュウリの甘酢漬け

甘酢は市販のもので大丈夫

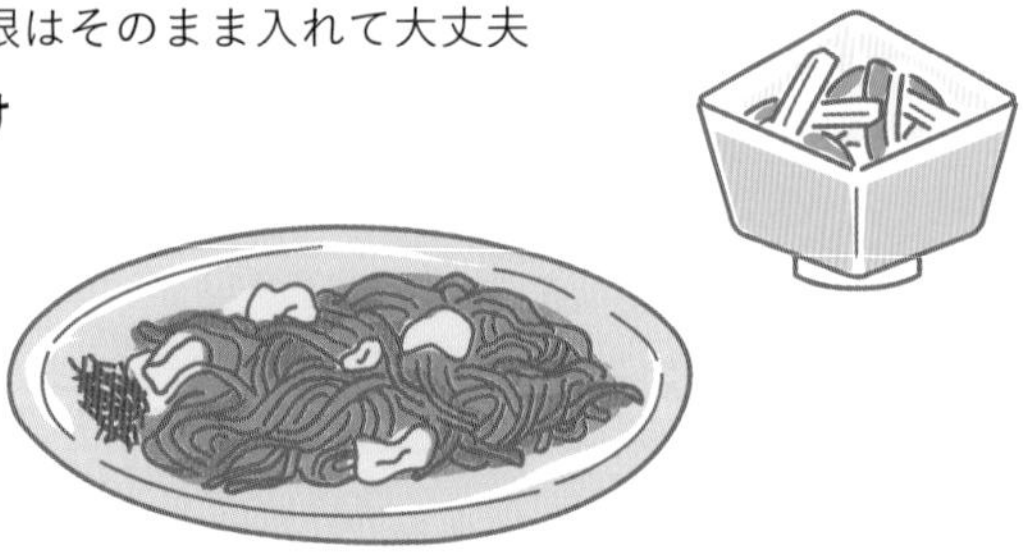

洋食

●**野菜多めのスパゲティ：乾麺100g、好きな野菜やきのこ類を150g**

麺の太さや味付けはお好みで。市販のパスタソースにレンジで加熱した好きな野菜を多めに足して

●**コールスローサラダ:80g**

マヨネーズに市販の甘酢を加えて

●**高野豆腐入りコーンポタージュ**

粉末スープでもレトルトでもよい。薄切り高野豆腐はそのまま入れて

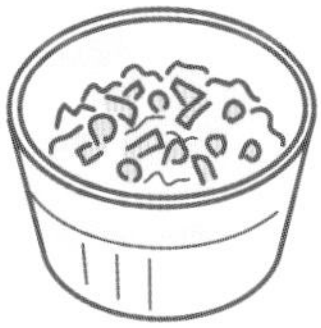

●**玉ねぎ(1/2個)と豆腐(1/2丁)のグラタン**

豆腐は2cm角に切り、玉ねぎは薄切りにしレンジで加熱。市販のグラタンソースにとろけるチーズをのせてオーブントースターで

●**切り干し大根のコンソメスープ**

粉末スープでもレトルトでもよい。切り干し大根はそのまま入れて大丈夫

●**トマトの甘酢サラダ:1個**

トマトは2cm角に切って市販の甘酢と和える

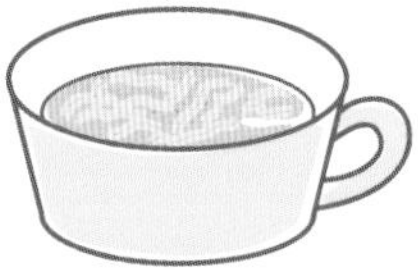

中華

●**インスタントラーメン**

味はお好みで。キャベツ、もやし、にんじん、ピーマン、きくらげなど野菜は多めに。レンジで加熱して後のせで

●**サラダチキンの中華風サラダ**

サラダチキンを割いて千切りレタスと中華ドレッシングで和える。お好みでごま油をかける

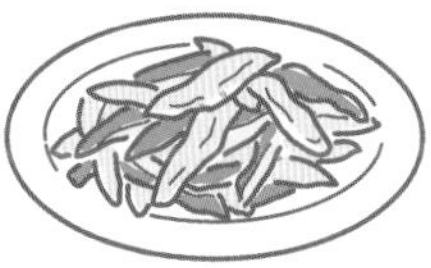

●**サラダチキンと卵のチャーハン**

サラダチキンの角切りと卵と長ネギのシンプルチャーハン。味付けは中華スープの素で

●**きくらげと春雨の中華スープ**

鶏ガラスープの素で

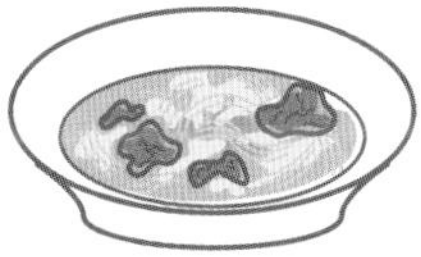

家でのオススメ夕食メニュー例

夕食メニューは一番難しいかもしれません。ついつい食べ過ぎてしまうのも夕食が多いようです。ポイントは午後7時には食べ始める習慣です。そして午後9時以降は食べないようにすること。腹持ちの良い海藻類を入れるのが秘訣です。高年齢の方や女性は20%減を目安にしてください。

和食

● ご飯：茶碗1杯約200g
玄米や麦ご飯ならよりいい

● わかめのお吸い物
長ネギと乾燥わかめを白だしで

● ゆで豚：150g
さっと湯通しして辛子ポン酢で和える。付け合わせにもやし

● しめじの味噌マヨネーズ和え
しめじはレンジで加熱。マヨネーズと味噌で和える

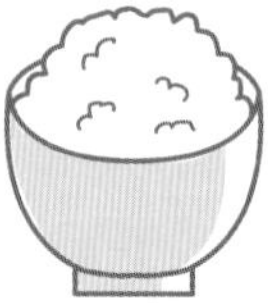

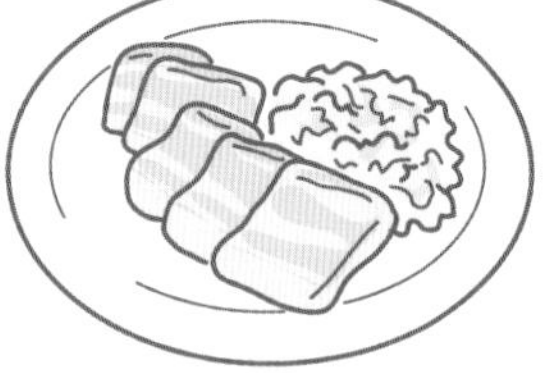

● ご飯：茶碗1杯約200g
玄米や麦ご飯ならよりいい。シメの雑炊にしてもいい

● タラちり鍋
タラ、春菊、えのき、長ネギを出汁を入れずに水炊きで。たくさん食べても大丈夫。ポン酢がおすすめ

● 切り干し大根の白和え
豆腐に切り干し大根をそのまま混ぜるだけ。粉末出汁とごま油で味付けを

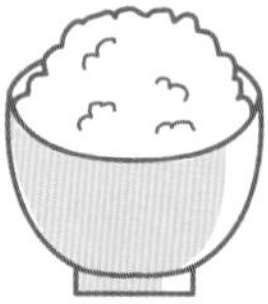

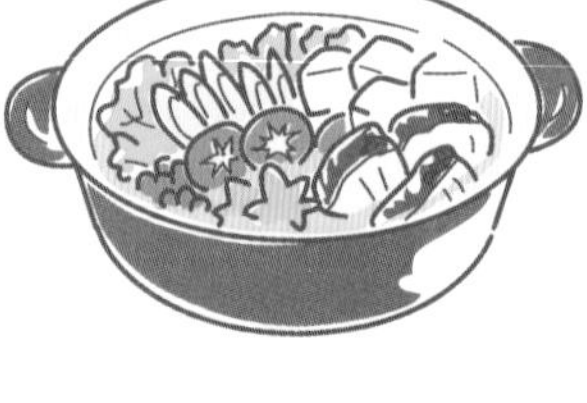

洋食

●**ご飯:茶碗1杯約200g**
玄米や麦ご飯ならよりいい

●**サイコロステーキ:牛ランプかヒレ肉150g**
付け合わせのブロッコリーとエリンギを一緒に焼く

●**ミネストローネスープ**
野菜を角切りにしてトマトジュースを注ぎ、ラップをしてレンジで

●**玉ねぎとキュウリの簡単ピクルス**
キュウリ、玉ねぎは薄切りに。市販の甘酢に1時間漬ける

●**オートミールのきのこドリア**
オートミール60g、みじん切りの玉ねぎ1/2個、薄切りマッシュルーム4切れに60ccの水を入れて、ラップをせずにレンジで2分加熱。市販のドリアの素をかけて、とろけるスライスチーズをのせてオーブントースターで

●**プチトマトのオーブン焼き**
プチトマト4個に切れ目を入れてオリーブオイルをかけて粉チーズをふる。オーブントースターで3分焼く

●**油揚げのトマトスープ**
油揚げ1/2枚分を1cm角に切ってトマトジュースを注ぐ。オリーブオイルをたらしてレンジで

中華

●**ご飯:茶碗1杯約200g**
玄米や麦ご飯ならよりいい

●**麻婆厚揚げ**
厚揚げを1cm幅に切り焼き色をつけたら市販の麻婆豆腐の素で炒め合わせて長ネギのみじん切りを加え、最後に溶き卵1/2個分をかけて仕上げる

●**わかめの卵スープ**
溶き卵1/2個分に乾燥わかめと中華スープの素を入れ熱湯を注ぐ

●**キュウリのピリ辛甘酢和え**
5mm幅の輪切りにしたキュウリを甘酢で和えて、ラー油をたらす

●**ご飯:茶碗1杯約200g**
玄米や麦ご飯ならよりいい

●**切り昆布と椎茸の中華炒め**
切り昆布と椎茸をごま油で炒め中華スープの素とオイスターソースで味を調える

●**メンマとザーサイのピリ辛炒め**
市販のメンマとザーサイにごま油とラー油をたらしてレンジで

●**ワンタンとわかめの中華スープ**
ワンタンの皮を半分に切り、乾燥わかめと一緒にトロトロになるまで煮て、中華スープの素で仕上げる

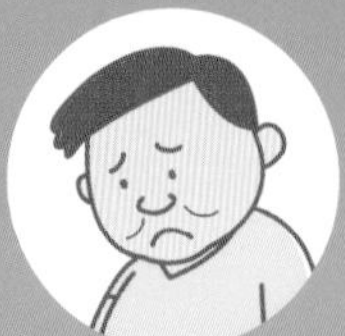

外食の食べ方のコツ

主食・主菜・副菜をそろえる

栄養バランスの良い食事を、規則正しい時間に食べることが一番いいのですが、日々の生活ではなかなか難しいかもしれません。

朝食は抜きかコーヒーだけ、昼は毎回立ち食いそばかコンビニのおにぎりやサンドイッチ、夜はつまみで晩酌してシメにラーメン。このような食生活では生活習慣病に陥っても仕方がありません。忙しさにかまけて、**知らない間に食習慣は乱れがち**です。

ほとんど外食やコンビニ食で過ごしている人も多いと思います。外食やコンビニでも、**カロリーチェック、主食・主菜・副菜・汁物などをバランス良くそろえる**ことが大切です。野菜は１日３５０g以上、海藻や果物は１日１回を心がけましょう。同じ店に通わず、なるべくお店を変えて、和食・洋食・中華・エスニックなどバリエーションを増やすことも大切です。最後は満腹になったらそれ以上は食べず、勇気を持って残しましょう。

外食のオススメ朝食メニュー例

朝食を外食するときは、身体を目覚めさせるためのメニュー選びをしましょう。タンパク質、食物繊維は多めに、糖質・塩分は少なめ、を心がけてください。

和定食

焼き鮭定食

- ご飯
- 味噌汁
- 焼き鮭
- 煮物（小鉢）または冷や奴
- 焼き海苔
- 卵または納豆

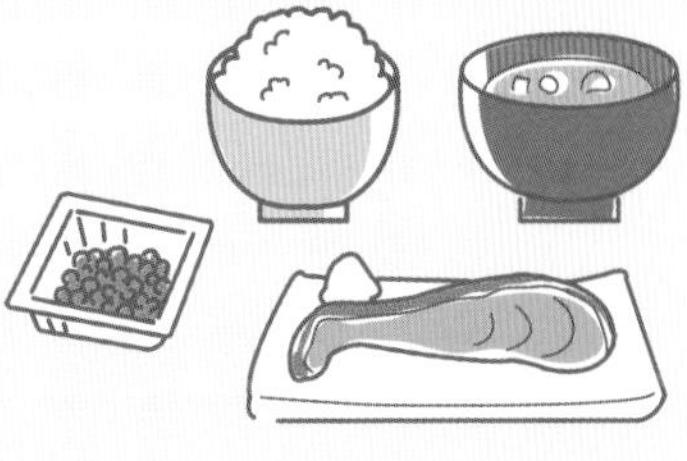

朝定食は栄養バランスがとてもいいのですが、塩分が多くなりやすいので、醤油や漬物は控えめにしましょう

モーニングセットプラスα

- トースト（バター＆ジャム）
- 野菜サラダ
- コーンスープ
- ゆで卵またはスクランブルエッグ
- ヨーグルト
- 果物
- コーヒー

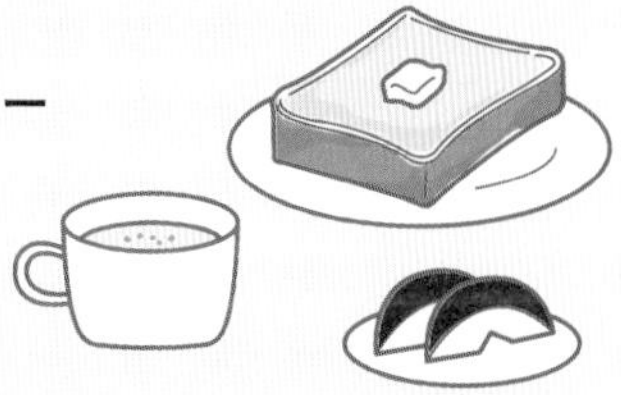

ファミリーレストランでのモーニングメニューの一例です。ジャムや果物など糖質が多くなりがちです。ジャムや飲み物の砂糖は控えめにしましょう

ファストフード

- ソーセージエッグマフィン　またはダブルチーズバーガー
- フライドポテト
- コールスローまたはカップサラダ
- コーヒー

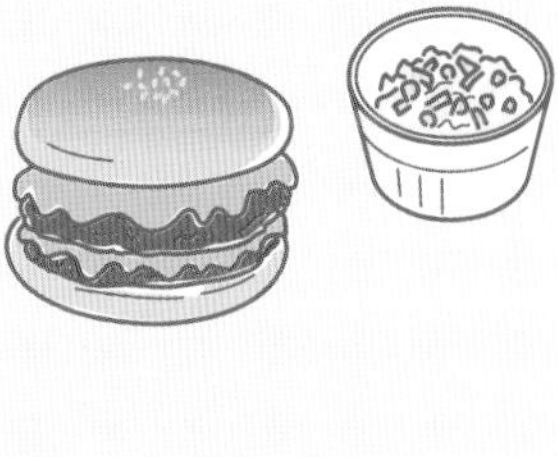

ハンバーガーショップなどのファストフードの一例です。野菜が不足しがちです。サラダやミネストローネスープがあれば追加しましょう

外食のオススメ昼食メニュー例

昼食を外食する場合は決まったお店に通うのではなく、楽しむつもりでいろいろなお店を巡るようにしましょう。単品メニューだけでは栄養が偏ります。サラダやスープを追加して、バランスを整えて。よくかんでゆっくり食べましょう。

定食屋

肉野菜炒め定食

- **肉野菜炒め**
- **ご飯**
- **わかめスープ**または**わかめの味噌汁**
- **漬物**

定食ではご飯のお代わりは我慢です。先にスープや味噌汁からいただきましょう

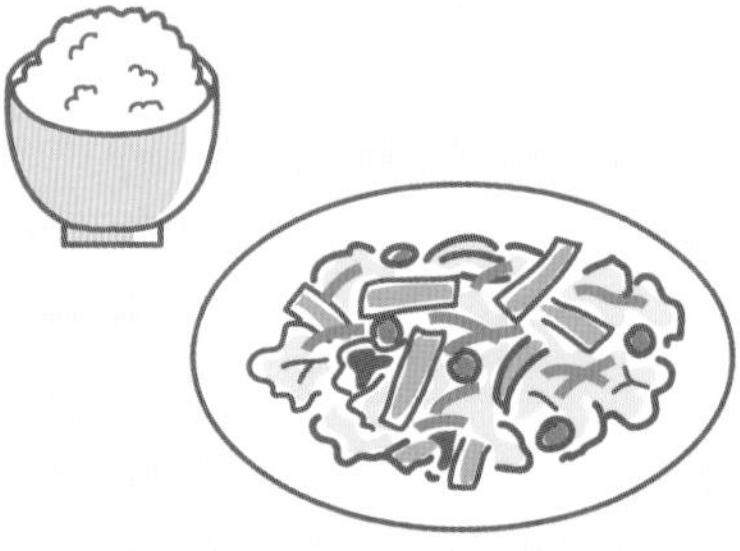

カレーショップ

野菜カレーセット

- **野菜カレー**
- **甘酢らっきょう**
- **スープ**
- **ラッシー**

カレーは脂質が多めなのでトッピングはカツではなく野菜を中心に

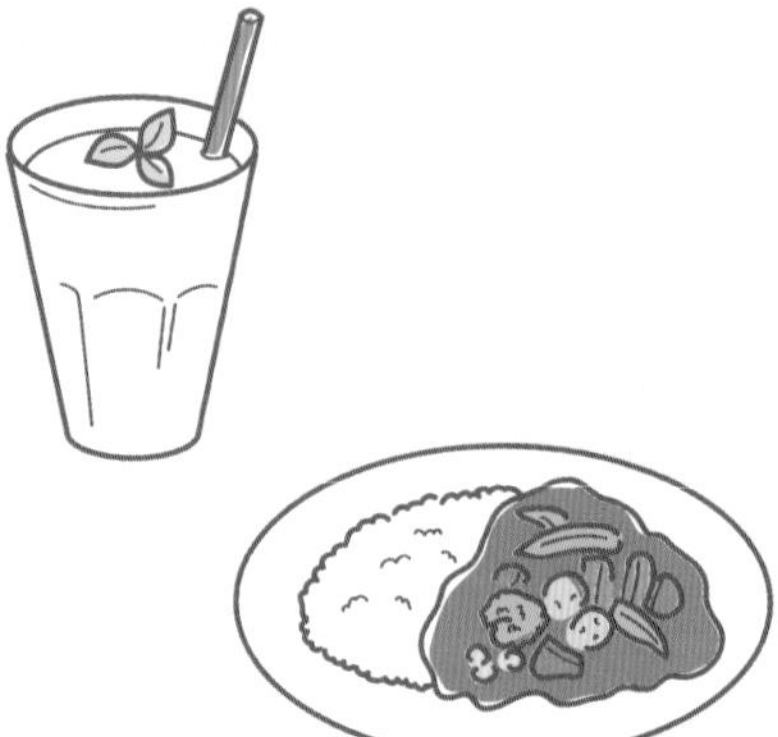

外食のオススメ夕食メニュー例

昼食に食べたメニューとボリュームから、夕食メニューを決めましょう。和食、中華、イタリアンなどいろいろなジャンルの中で、カロリーが低く尿酸値を上げないメニューを選びましょう。夕食時に晩酌する場合は、おつまみも考えましょう。

イタリアン

イタリアンアラカルト

- バーニャカウダ
- 牛肉のカルパッチョ
または白身魚のカルパッチョ
- ニョッキ（チーズソース）

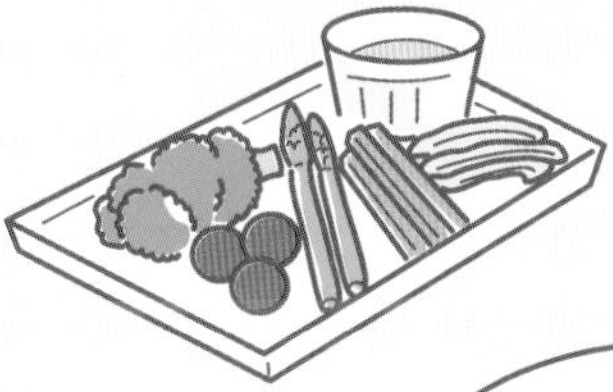

イタリアンは脂質と炭水化物の摂り過ぎに注意。野菜本来の味を楽しんで

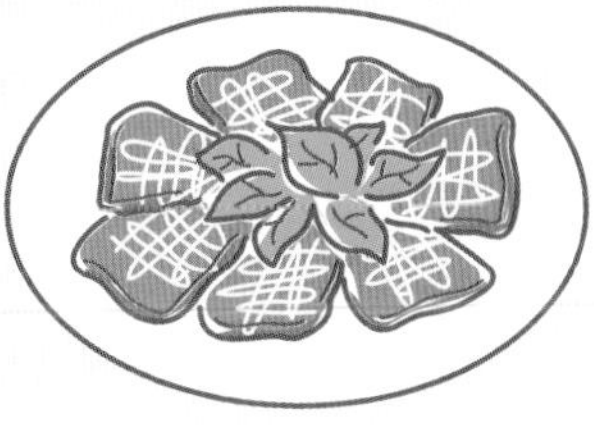

中華料理

酢豚定食

- 酢豚
- ご飯
- ミニサラダ
- 卵スープ
- 餃子3個

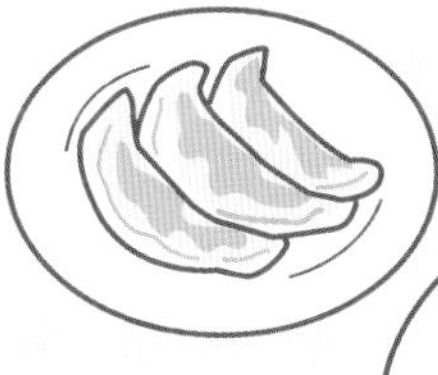

酢豚は脂がやや多めですが、豚肉のタンパク質と野菜が多いメニュー

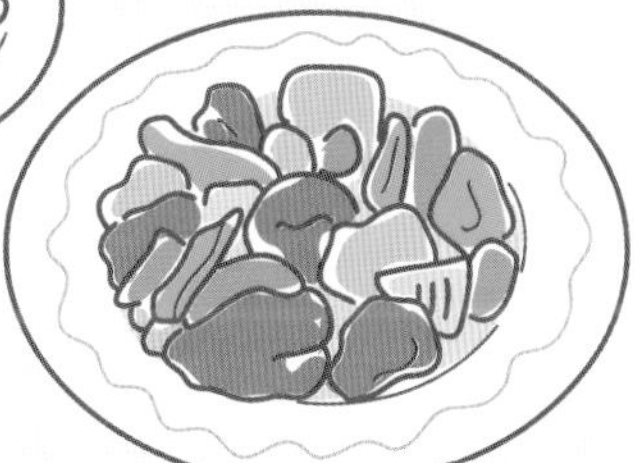

コンビニのオススメメニュー例

時短には欠かせないコンビニ食。大盛り弁当を選ぶのではなく、主食を決めたら小さめのパックの主菜や副菜を多種選んで、栄養バランス重視で。高年齢の方や女性は豆腐バーやサラダチキンスティックも手軽でおすすめです。

朝食

主食 **おにぎり2個**

梅、昆布がおすすめですが、あまり気にせず日替わりで

主菜 **野菜の煮しめと卯の花**

小鉢サイズの惣菜を2種類選んで主菜に

汁物 **豚汁**

味噌汁は満足感が出るので必ずつけましょう

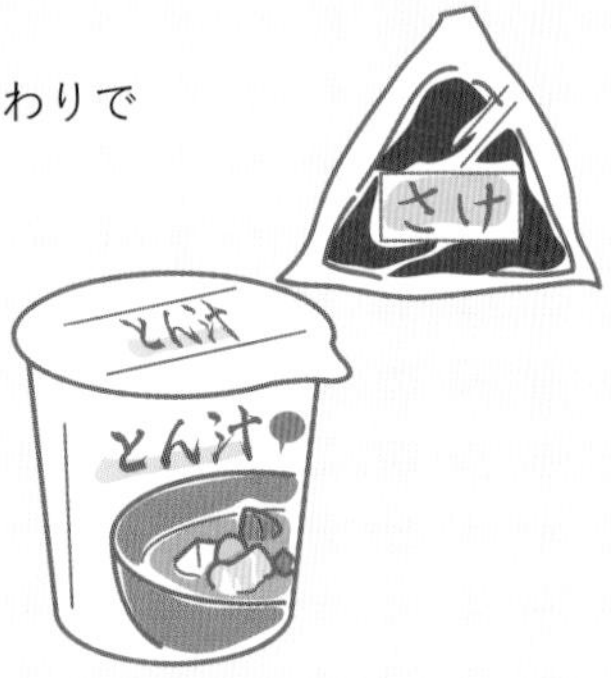

主食 **ミックスサンドイッチ**

おにぎりと同じように具材は気にせず日替わりで

主菜 **大きめのサラダパック**

おかずになるようなサラダもたくさん種類があります

副菜 **ヨーグルト**

デザート感覚で満足感がアップします

飲み物 **牛乳**

牛乳に含まれるカゼインは尿酸の排泄を促します

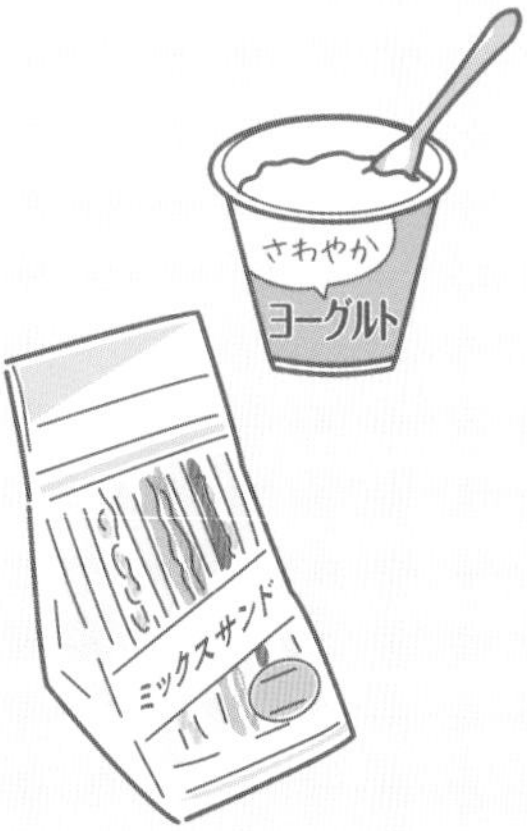

昼食

主食と主菜 **鮭弁当**
お弁当に入っている副菜はなるべく野菜のあるものを

副菜 **海藻サラダや冷や奴**
お弁当の副菜では足りないので、単品の副菜を選んで補填してください

汁物 **油揚げの味噌汁**
油揚げで大豆タンパク質を摂取

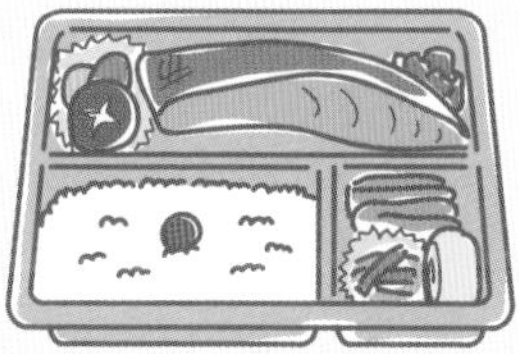

主食 **ナポリタンスパゲティ**
野菜が少なく味が濃いめなので副菜でカバーしましょう

副菜 **緑黄色温野菜サラダ**
または**野菜スティック**
色とりどりの野菜で食物繊維を

汁物 **ミネストローネスープ**
他にトマトスープやクラムチャウダーでも

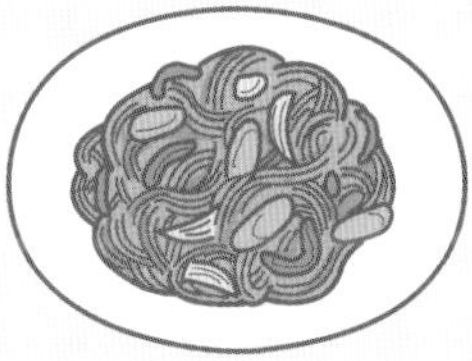

夕食

主食と主菜 **中華丼**
または**五目あんかけ焼きそば**
夕食は控えめに。野菜の多いものを

副菜 **メンマ**
メンマは食物繊維の塊で、カリウムなども多い食品です

汁物 **卵とわかめの中華スープ**
海藻と卵で腹持ちも良く満足感があります

主食 **昆布のおにぎり**
または**赤飯のおにぎり**
昆布のおにぎりは海苔もあるので海藻たっぷり

主菜 **肉豆腐**
牛肉と豆腐でタンパク質満点

副菜 **ほうれん草のごま和えとオクラと豆腐の和風サラダ**
副菜は味がしっかりしているものを選んで高い満足感を

お酒とおつまみ選びのコツ

プリン体の少ない食材を選び、全体量にも気をつける

仕事終わりの一杯、1日の終わりの晩酌は最高に幸せな時間です。美味しいお酒をもっと美味しくするのがおつまみ・酒の肴です。

美味しくて幸せな楽しみを痛みに変えないようにするために、お酒を適量にすることや、おつまみ選びが大切です。

プリン体が少ないお酒（プリン体カットの発泡酒や第三のビール）を選ぶことも大事ですが、アルコール自体に尿酸値を上げる働きがありますから、適量を守ることが大事です。

お酒の適量が守れたら、次は酒の肴です。今まで食べていたおつまみはどうでしょう？　プリン体や脂質、塩分、糖質などに気をつけていましたか？

どのような料理に何が多く含まれているのかを知るだけで、居酒屋での注文や、食品の買い物に自然と歯止めがかかります。また、買い過ぎ、食べ過ぎの抑制にもつながります。

安心のオススメお酒のおつまみ

尿酸値の高い人や高くなりそうな人は、おつまみ選びにも気を遣いましょう。プリン体の少ないもの、海藻類、タンパク質を中心にしてお酒を楽しんでください。

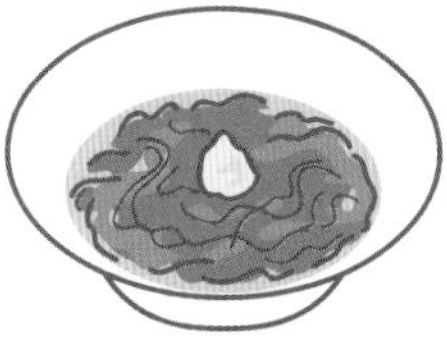

もずく酢
（30g）
プリン体 **4.6mg**

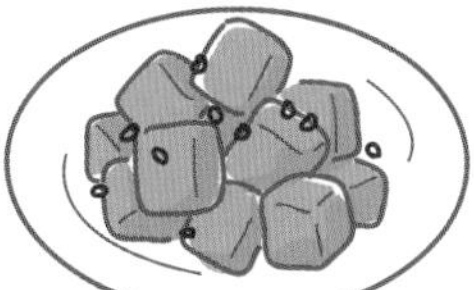

こんにゃくのピリ辛炒め
（1/2枚・160g）
プリン体 **2.7mg**

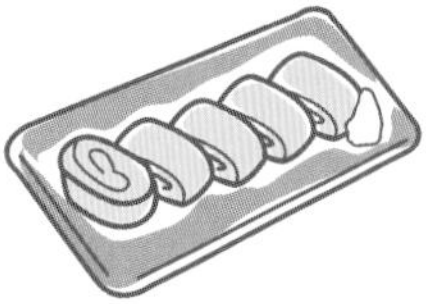

だし巻き卵
（50g）
プリン体 **0.0mg**

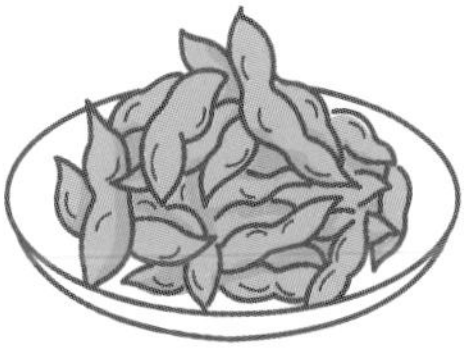

ゆで枝豆
（正味40g）
プリン体 **19.2mg**

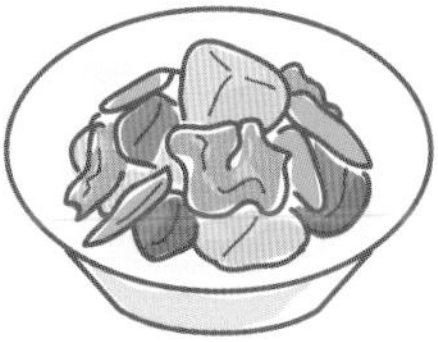

肉じゃが
（豚肩ロース40g）
プリン体 **30.8mg**

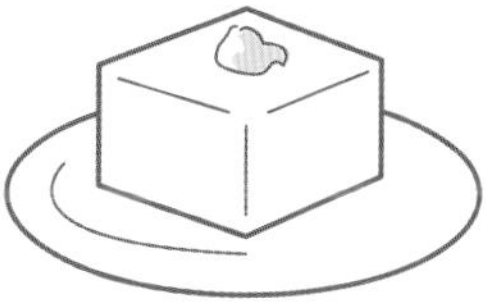

冷や奴
（1/2丁・150g）
プリン体 **46.6mg**

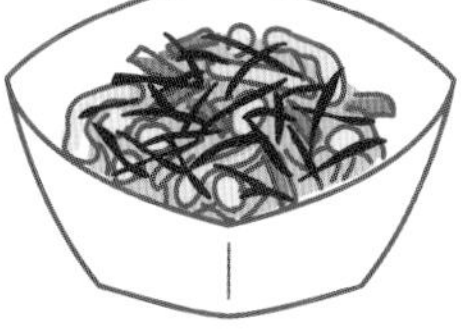

ひじきの煮物
（ひじき21g）
プリン体 **27.9mg**

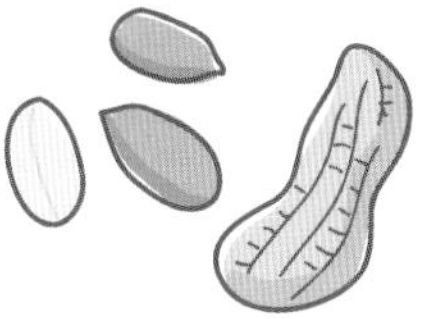

ピーナッツ
（40g）
プリン体 **19.6mg**

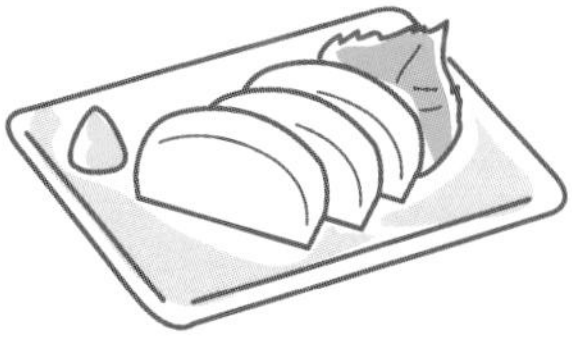

板わさ
（100g）
プリン体 **26.4mg**

おつまみの選び方でプリン体をカットできる

定番のおつまみも、置き換えを工夫しましょう。酒の肴の満足感は変わらず、含まれるプリン体の数値を下げることができます。でも酒量は控えめに。

「タラコよりイクラ」と覚えましょう

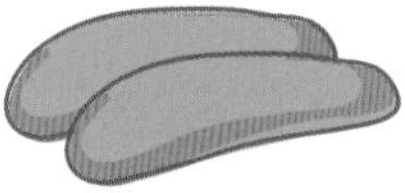

タラコ（1腹・80g）
プリン体 **96.6mg**

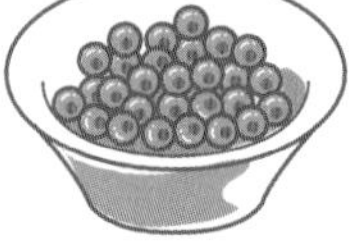

イクラ（80g）
プリン体 **2.9mg**

肉類の中ではレバーに要注意！

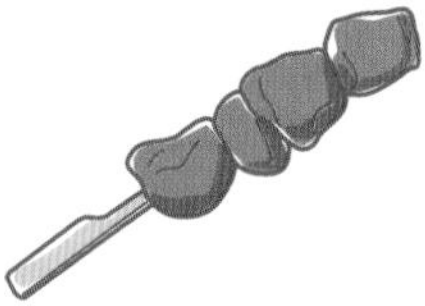

焼き鳥レバー串（1本・40g）
プリン体 **124.9mg**

鶏ももねぎま串（1本・40g）
プリン体 **49.2mg**

貝類は生牡蠣よりホタテの刺身がおすすめ

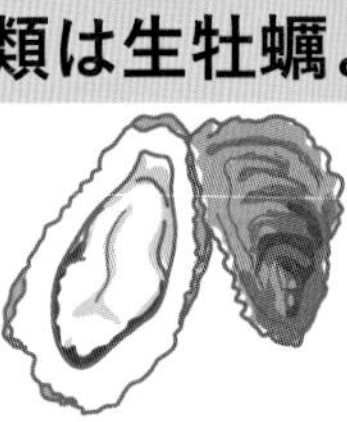

生牡蠣（3個・60g）
プリン体 **110.7mg**

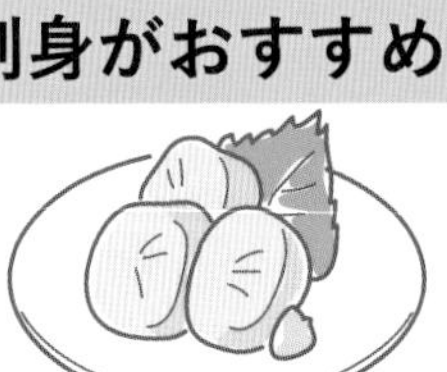

ホタテの刺身（60g）
プリン体 **45.9mg**

旬に美味しいカツオは量や回数に注意

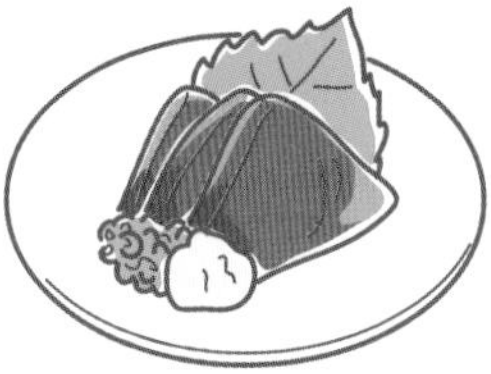

カツオの刺身(80g)
プリン体 **169.1mg**

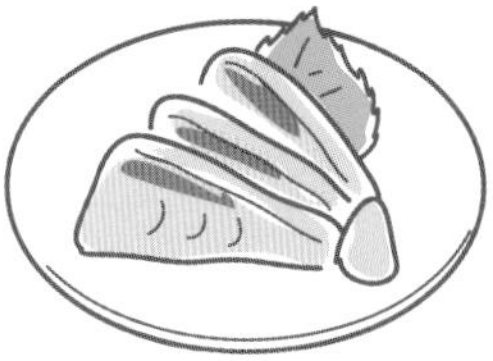

ブリの刺身(80g)
プリン体 **96.7mg**

魚の肝や内臓はなるべく控えて

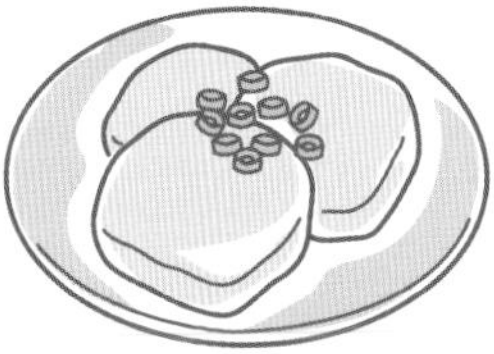

アンキモの酒蒸し(30g)
プリン体 **119.8mg**

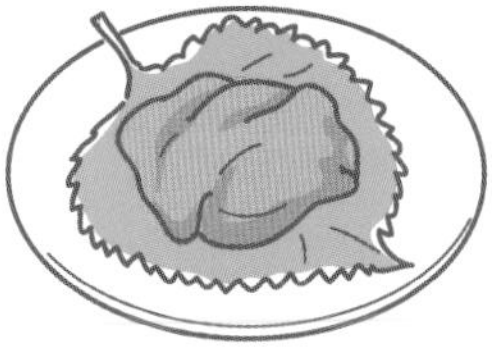

カニミソ(30g)
プリン体 **45.7mg**

止まらないさきいかはプリン体も塩分も多め

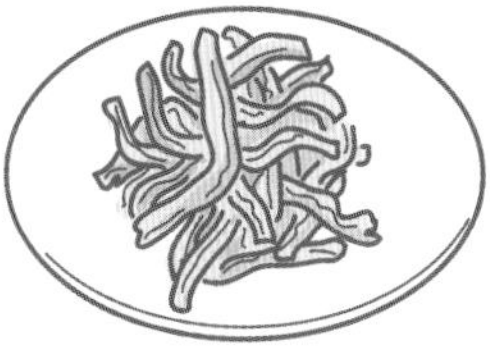

さきいか(15g)
プリン体 **14.1mg**

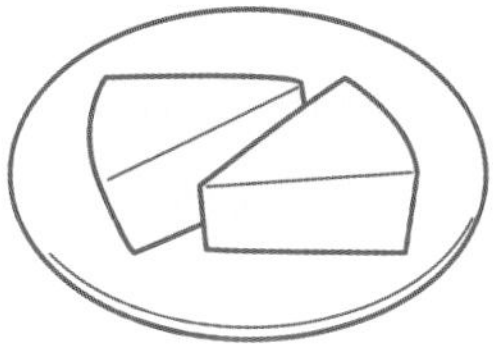

プロセスチーズ(1個・20g)
プリン体 **1.1mg**

コンビニで選ぶオススメおつまみメニュー

材料表示をよく確認して使われている食材で選ぶようにしましょう。巻末の「食品のプリン体含有量」も参照してください。中でも鶏卵・海藻類・酢・野菜・きのこ類・ナッツ類・練り物を中心に選ぶといいでしょう。

野菜中心のおつまみ

・ほうれん草の白あえ
・野菜スティック
・卯の花
・いんげんのごま和え
・筑前煮
・ごぼうサラダ
・きのこのマリネ

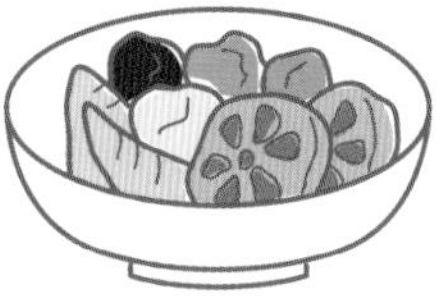

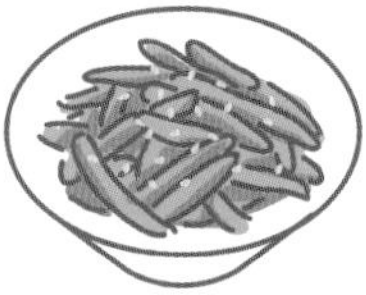

海藻類が多いおつまみ

・切り干し大根の昆布煮
・わかめの酢の物
・ひじき煮
・パックめかぶ
・パックもずく酢
・切り昆布のサラダ
・青豆の昆布煮

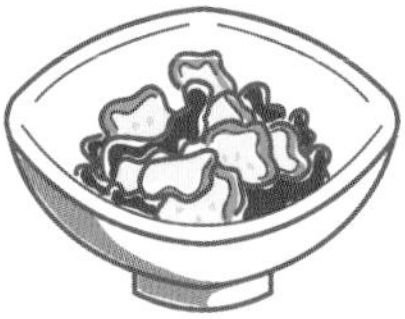

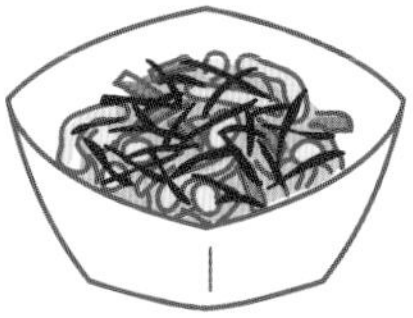

鶏卵と練り物のおつまみ

・燻製うずらの卵
・ゆで卵
・だし巻き卵
・かまぼこ
・チーかま
・カニカマ
・豆腐バー
・スティックチキン

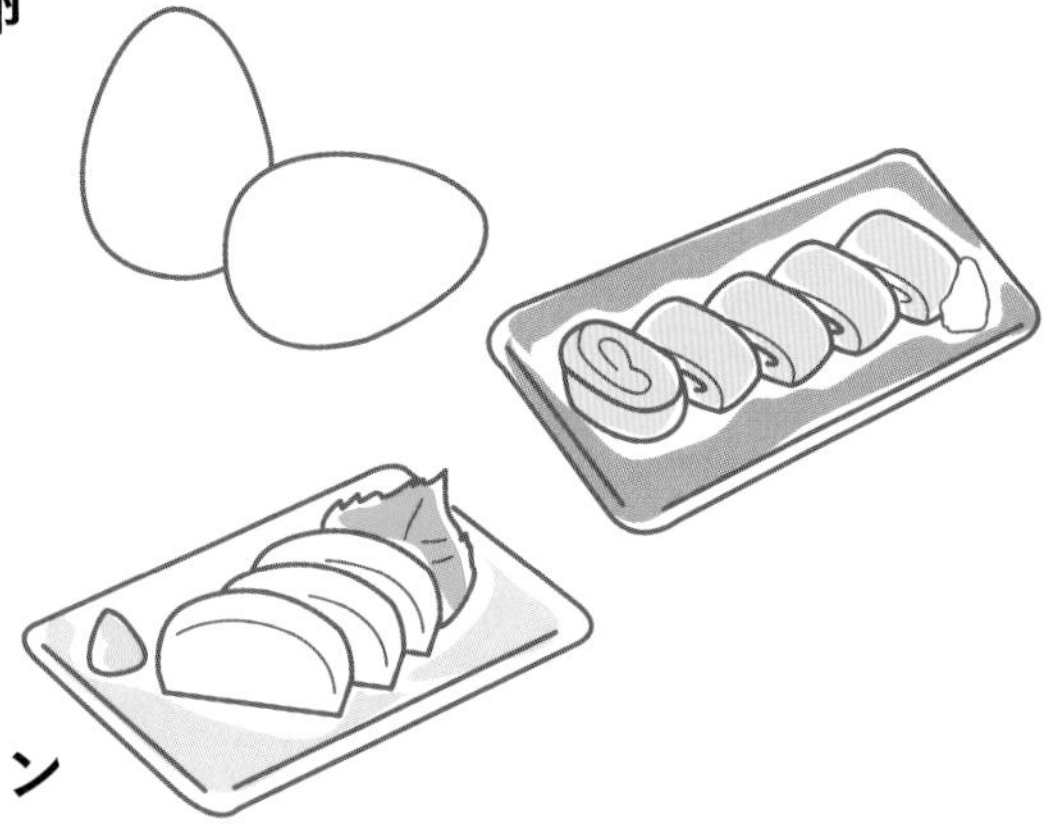

乾き物

・胡麻せんべい
・全粒粉クラッカー
・ミックスナッツ
・パリパリ昆布
・茎わかめ

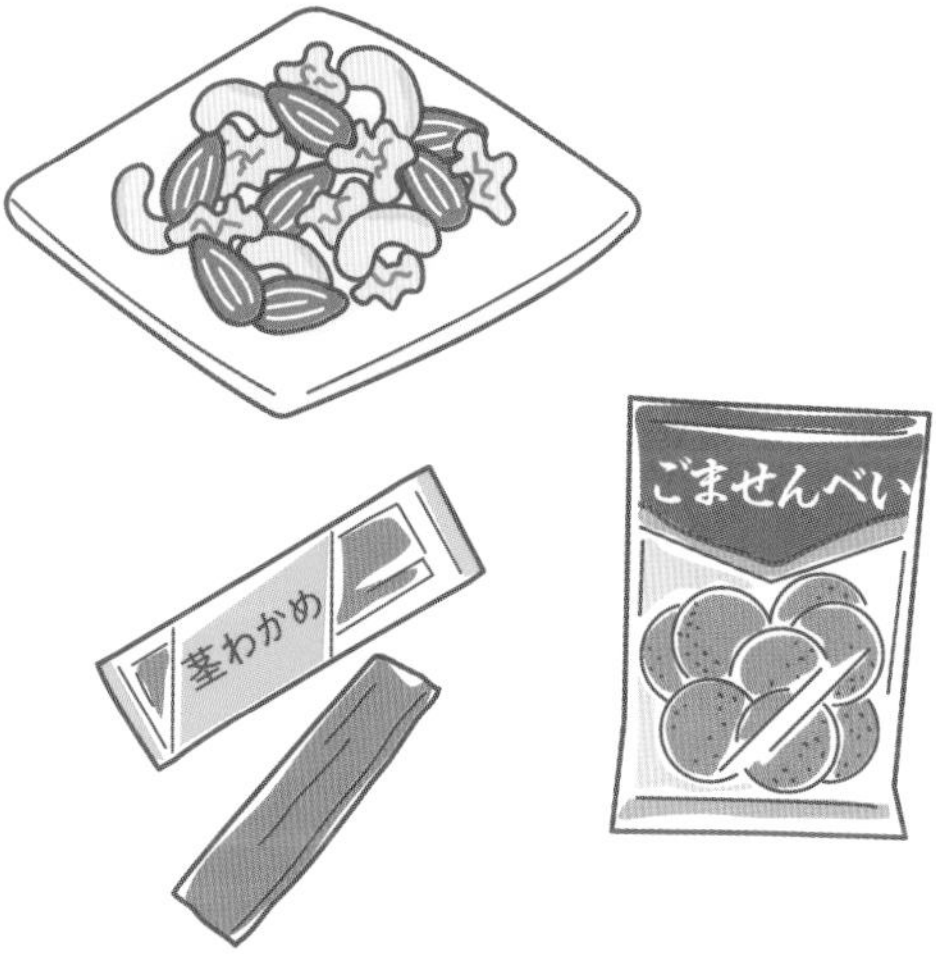

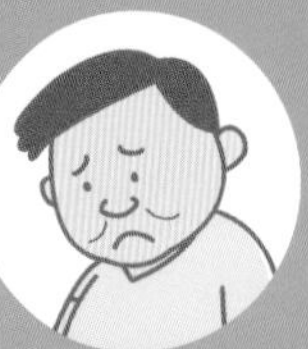

ラクにできる運動のコツ

1日5分の低レジスタンス運動でも、尿酸値は下げられる

尿酸値を上げる原因の一つに、運動不足による肥満があります。食べ過ぎて太ると身体を動かすのが億劫になり、ますます肥満が進むという悪循環です。肥満を解消するには運動によって消費エネルギー量を増やすことです。

運動には有酸素運動と無酸素運動、筋肉に抵抗（レジスタンス）をかける動作を繰り返し行うレジスタンス運動があります。レジスタンス運動には高レジスタンス運動（マシンなどでより高い負荷をかける強度の高い運動）と、低レジスタンス運動（自分の自重を利用する低負荷をゆっくりかける運動）の二つがあります。**尿酸値の高い人に効果的なのは、有酸素運動と低レジスタンス運動**です。酸素を取り入れながらゆっくり行うウオーキング、水泳、水中ウォーキングなどの有酸素運動を週に1回。加えて低レジスタンス運動を毎日続けると、尿酸値への影響は小さくカロリー消費のメリットが期待できます。低レジスタンス運動は短時間でもいいので毎日続けてください。

運動と尿酸値の関係

●運動による尿酸値への影響

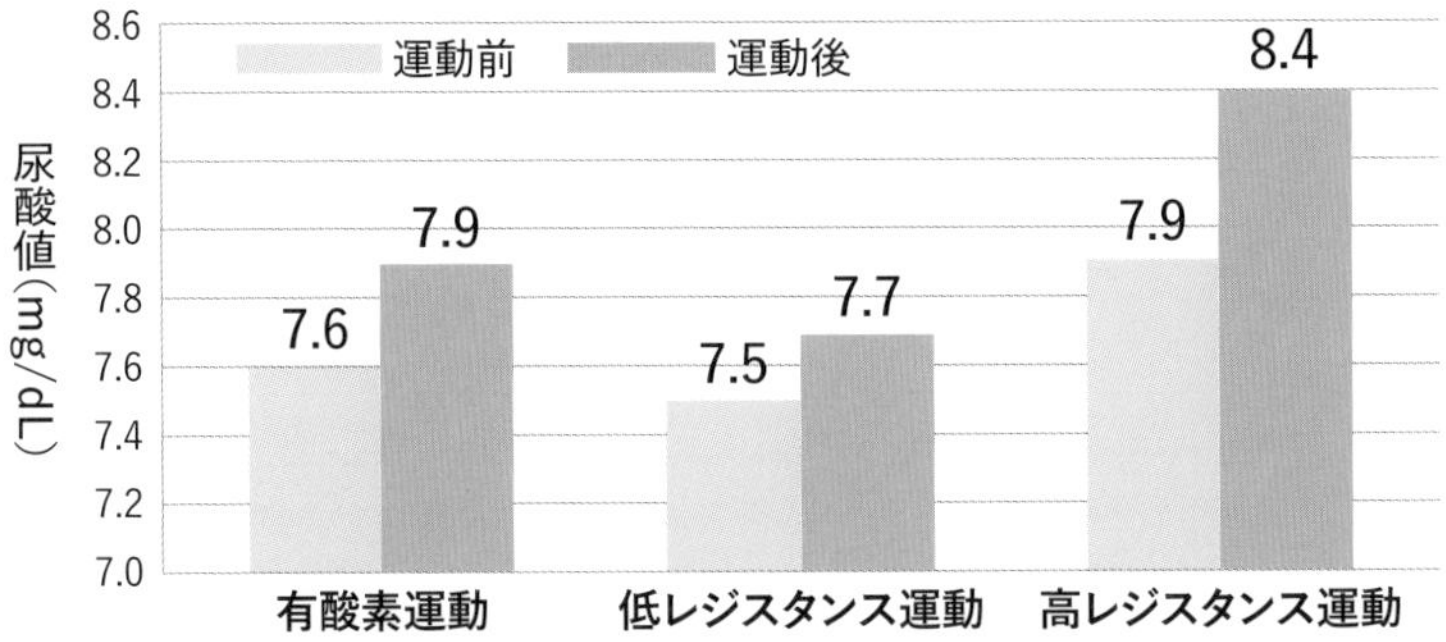

高尿酸血症の人に有酸素運動、低レジスタンス運動、高レジスタンス運動をしてもらい検査した結果、高レジスタンス運動をしたときは尿酸値が急激に上がってしまい、影響が強く出ることがわかりました。

●運動がもたらす尿酸値へのメリット

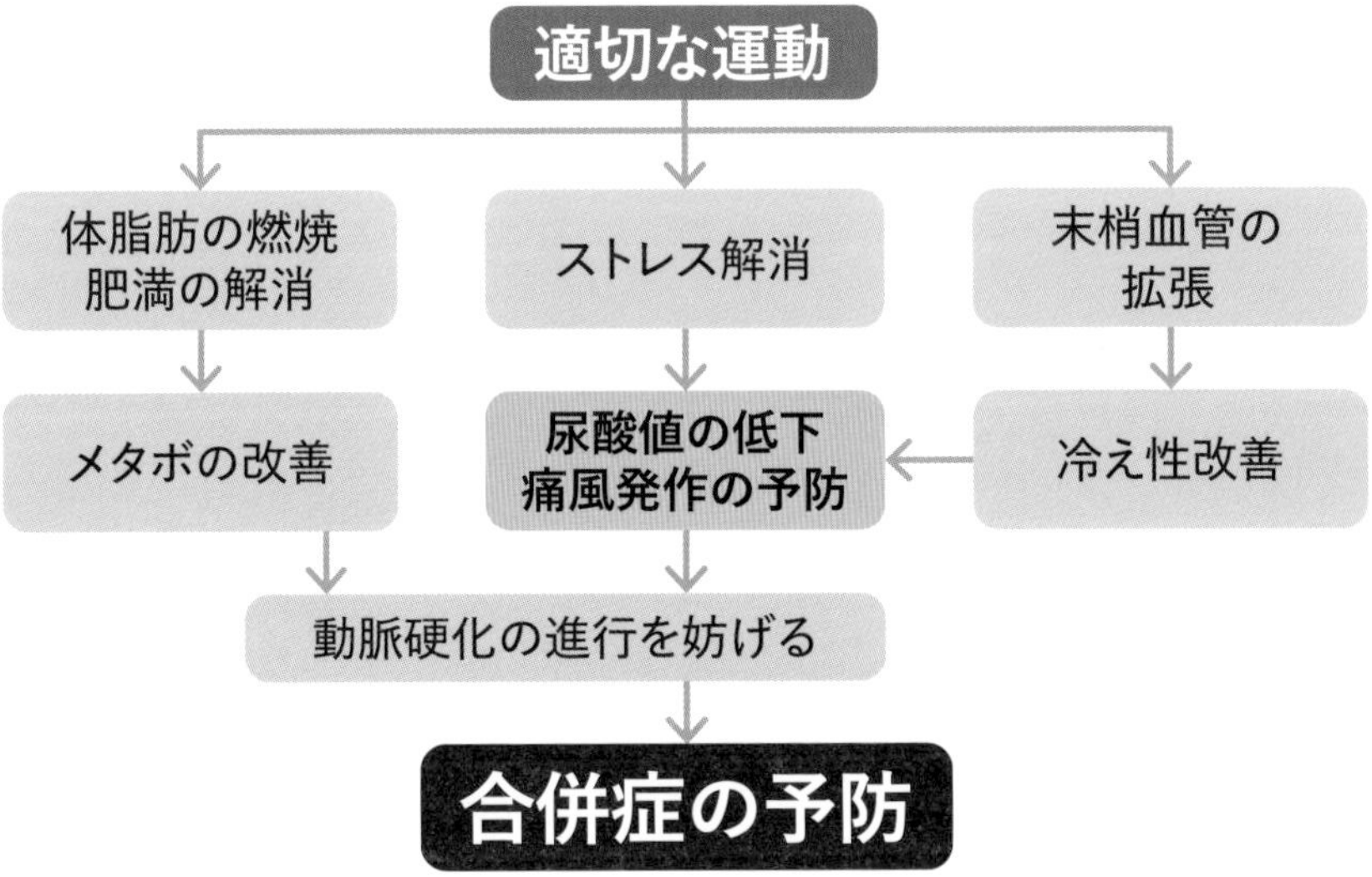

尿酸値を下げる
らくらく低レジスタンス運動

お腹を鍛えて体幹を安定させる

あおむけに寝て両腕をまっすぐ上に伸ばし、腰と両膝を90度に曲げます。

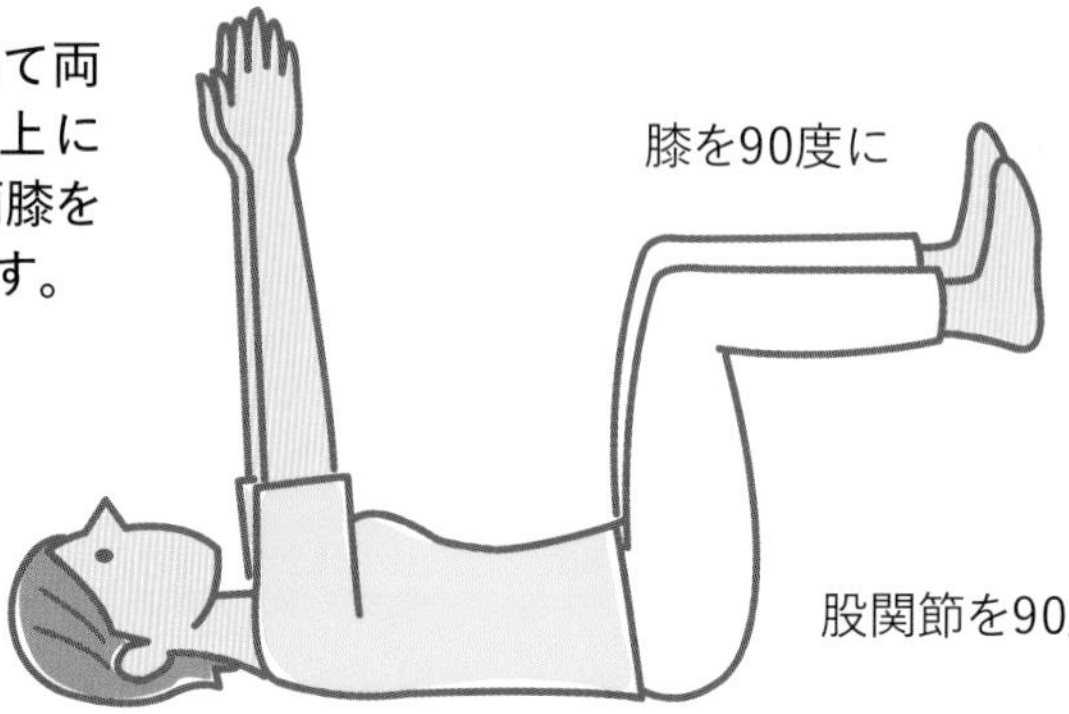

初級編

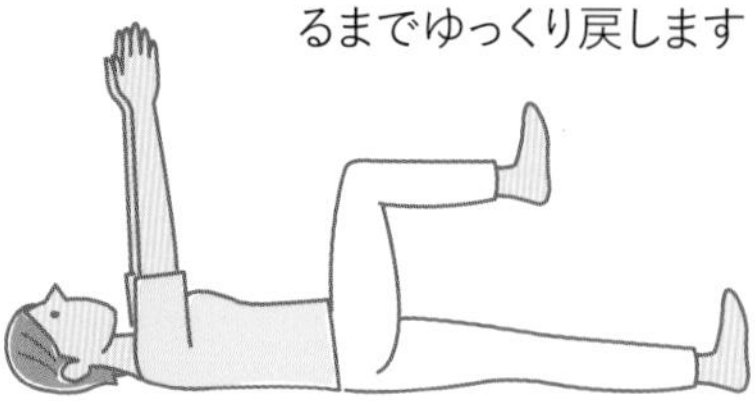

片方の脚をゆっくり伸ばしながら床につけ、ゆっくり元に戻します。左右交互に10回を3セット続けます。

上級編

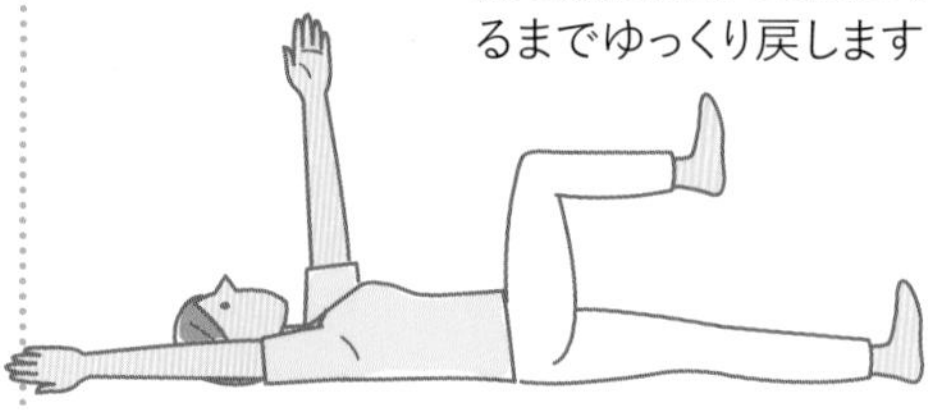

片方の脚をゆっくり伸ばしながら床につけるのと同時に、脚とは反対側の腕を頭の上に向けて伸ばします。この動作を左右交互に10回を3セット続けます。

背中を鍛えてキレイな姿勢を保つ

初級編

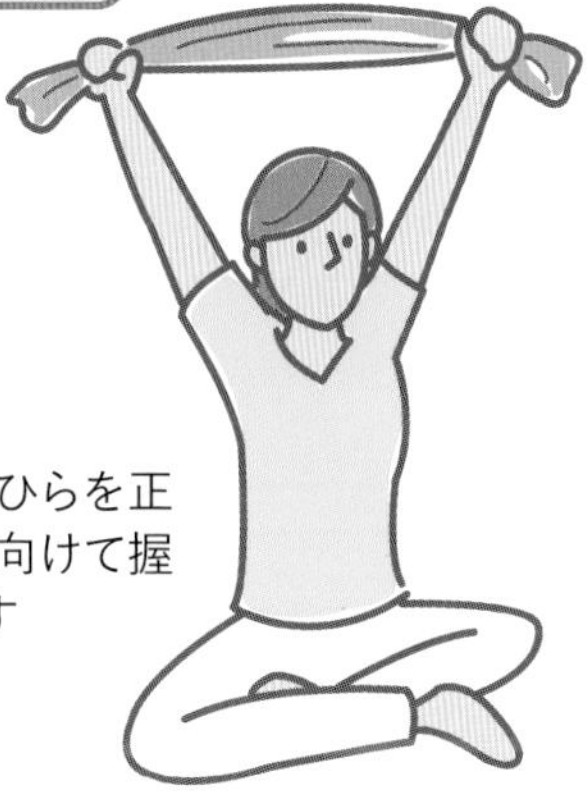

手のひらを正面に向けて握ります

壁から背中が離れないようにします

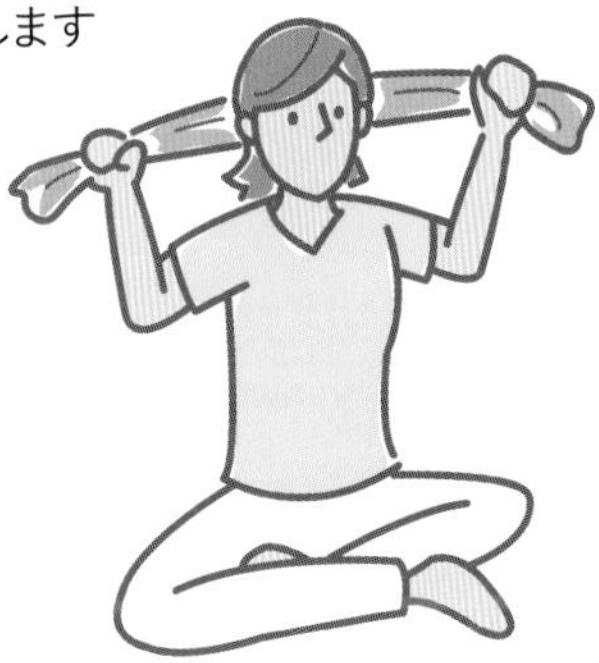

壁に背中をつけて、あぐらをかいて座ります。タオルの両端を握りながら両腕を上に上げます。

頭の後ろ側にタオルが来るように腕を下げます。肩甲骨を寄せるようにします。この動作を10回3セット続けます。

上級編

腕を伸ばしたときに上半身は少し浮かせます。

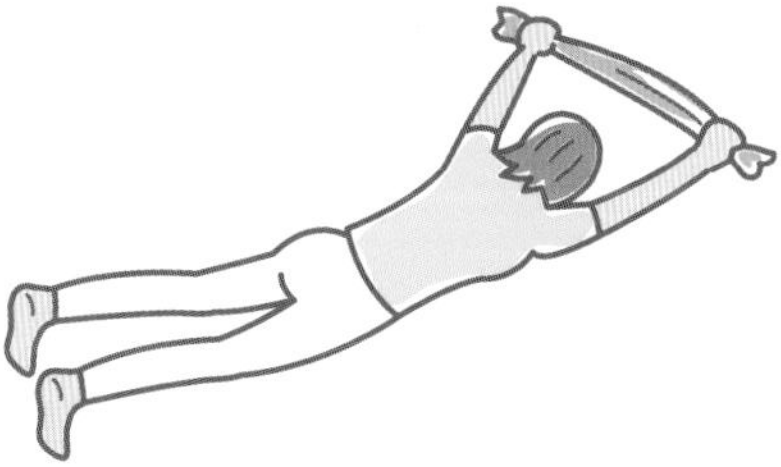

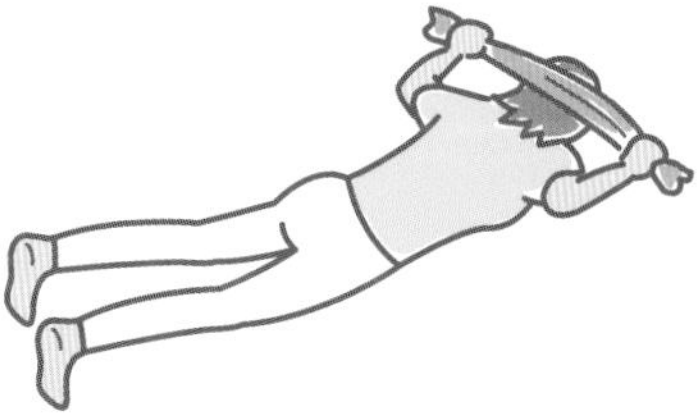

床にうつ伏せになり、タオルの両端を握り、両腕を頭の上へ伸ばします。

頭の後ろ側にタオルが来るように腕を引きます。このときも肩甲骨を寄せるようにします。この動作を10回3セット続けます。

自分の体重を使って胸の筋肉を鍛える

初級編

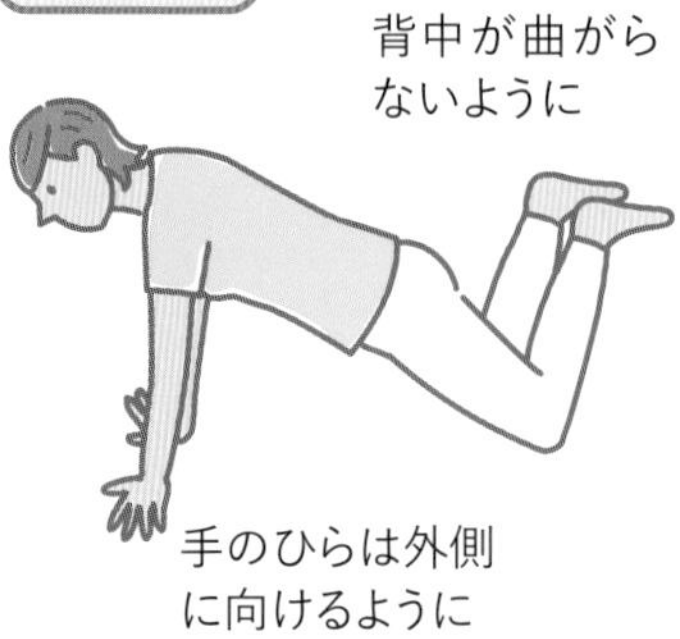

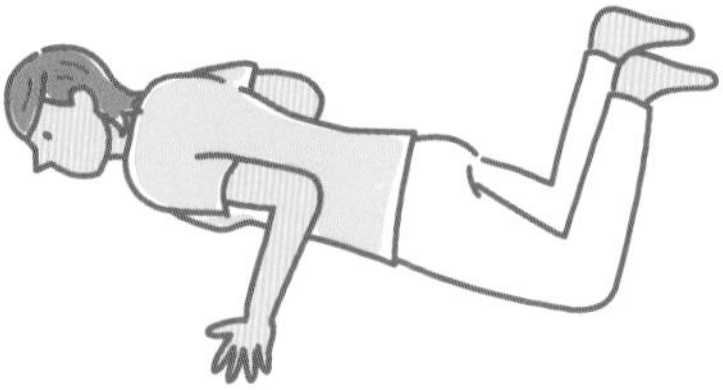

両膝を床について、肩幅よりやや広めに手を開いて床につきます。

背中を伸ばしたまま腕立て伏せの要領で、肘を曲げて胸を床に近づけます。次に床を押して肘を伸ばして元に戻ります。この動作を10回3セット続けます。

上級編

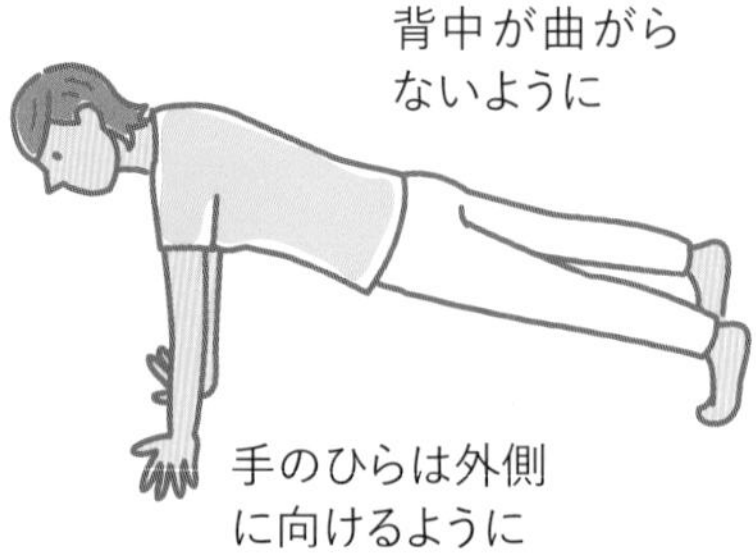

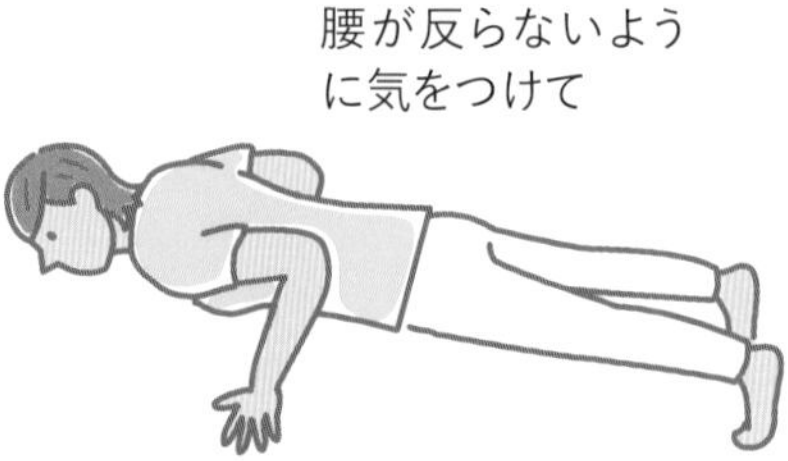

膝をつかずつま先を床につけ、肩幅よりやや広めに手を開いて床につきます。

普通の腕立て伏せを行います。10回3セット行いますが、きつかったら3回くらいから始めましょう。

加齢で衰えがちな太ももとお尻の筋肉を鍛える

初級編

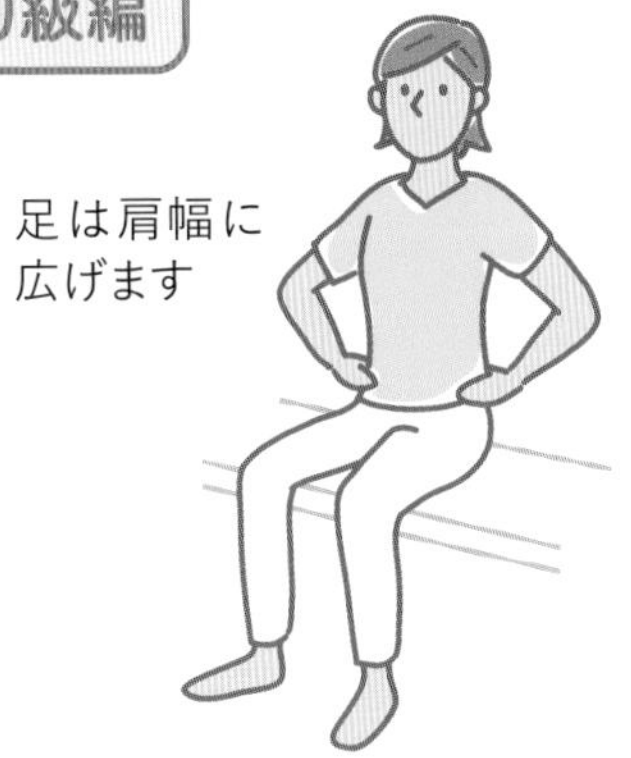

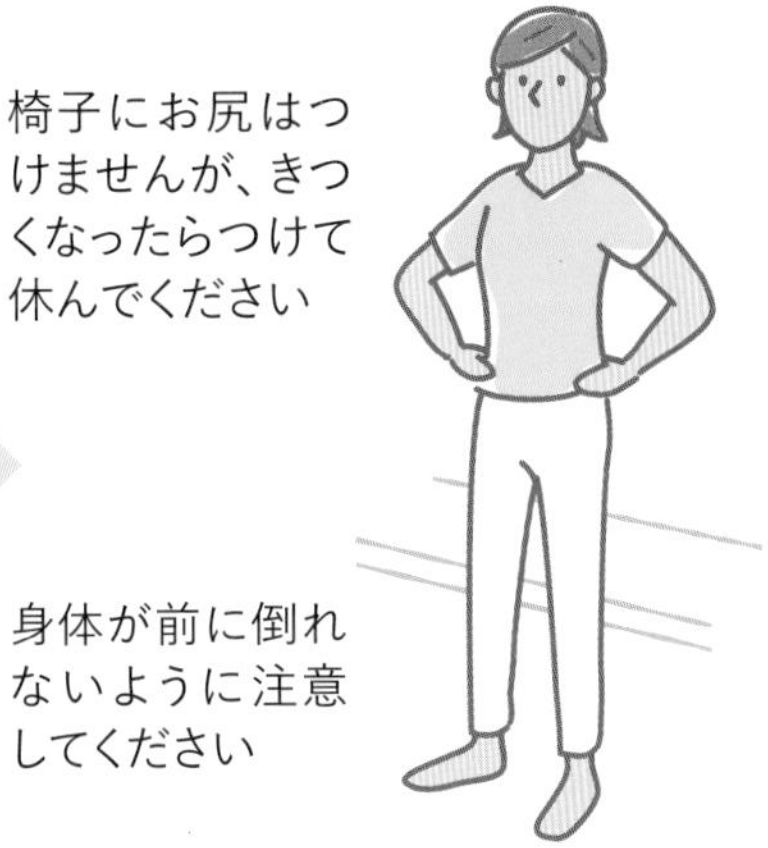

低め（40cmくらい）の椅子やベンチに、背中を伸ばして浅めに座ります。手は腰の辺りに。

背中を伸ばしたまま立ち上がります。次に椅子にお尻をつけないように腰を落とします。この動作を10回3セット行います。

上級編

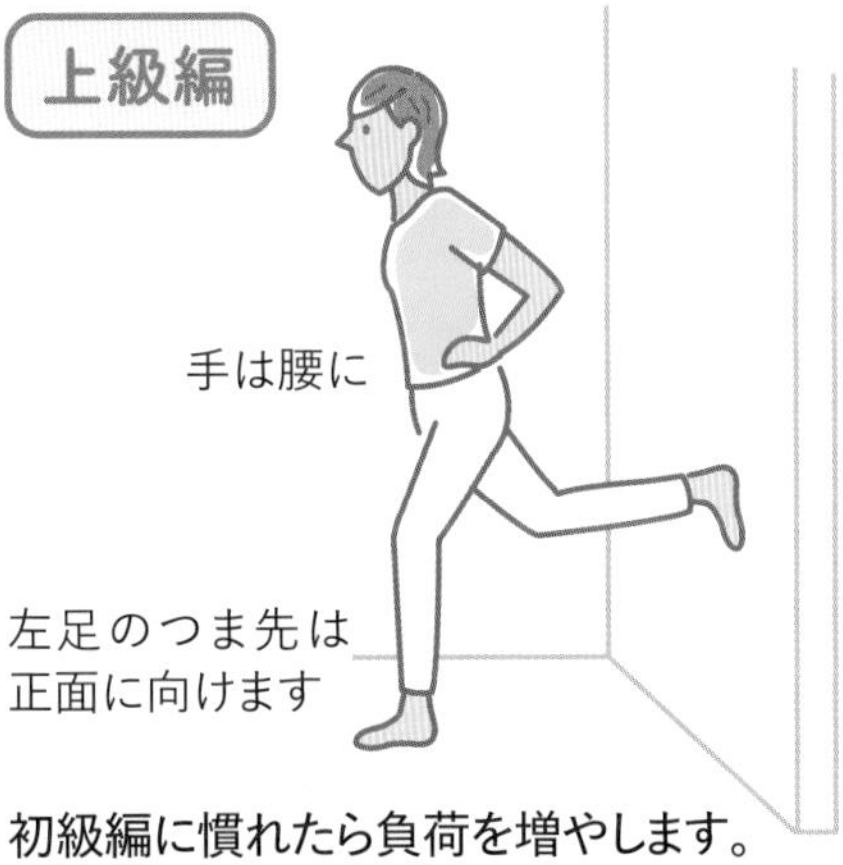

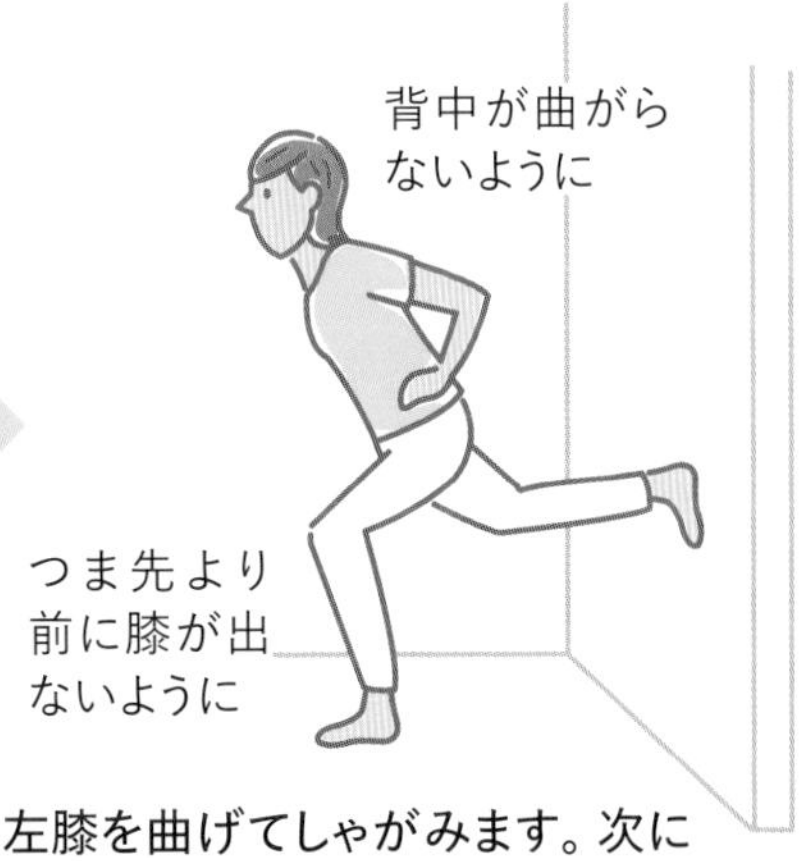

初級編に慣れたら負荷を増やします。壁に背を向けて立ち、壁から足のサイズの3.5～4倍分の辺りに左　足を置き、右足を壁につけます。

左膝を曲げてしゃがみます。次に足裏で床を押すように元に戻ります。これを10回3セット、続いて反対側も10回3セット行います。

COLUMN❷

健康食品・サプリメントと尿酸値

健康は永遠のテーマです。それをうたった健康食品とサプリメントは多種多様で、大量の商品がドラッグストアの棚に並んでいます。テレビ通販でも健康食品やサプリメントは人気商品です。

高尿酸血症には有効なサプリメントもあれば、悪影響を及ぼすものもあります。健康にいいからとやみくもに飲んではいけません。

効能、成分、副作用などを理解して飲むようにしましょう。

高尿酸血症に効果的なサプリメント

●**ビタミンC、キトサン、フコダイン：**
尿酸の排泄作用の促進が期待できる

●**葉酸：**尿酸の産生を抑制する作用が期待できる

●**アンセリン：**排泄促進と産生抑制の両方が期待できる

プリン体を多く含んでいる可能性があるサプリメント

●**クロレラ、スピルリナ、ローヤルゼリー**

●**ビール酵母由来製品**

●**DNA/RNA**

第4章

実践編
尿酸値を上げない生活習慣

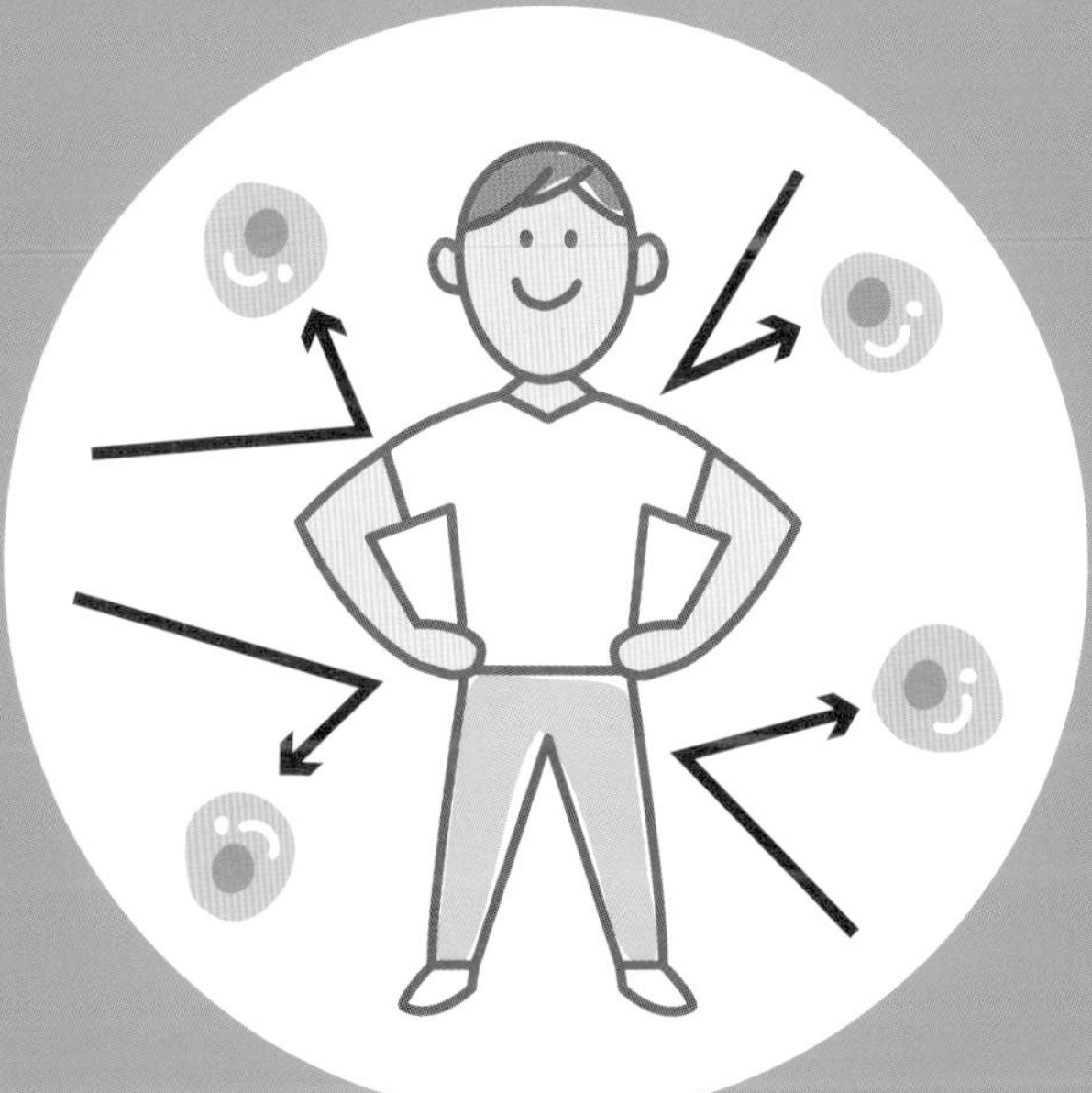

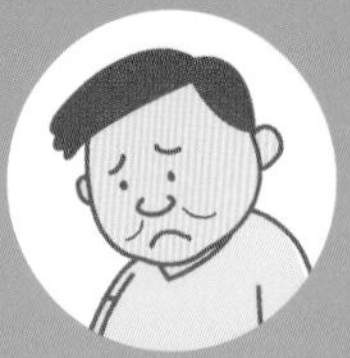

過度なストレスでも尿酸値は上がってしまう

尿酸値が上がってしまう原因の一つに、**過度なストレスが関わっている**といわれています。そのメカニズムはまだ解明されていませんが、過度のストレスを感じ続けると自律神経のバランスが崩れてしまい、ホルモンの分泌に異常をきたしてしまいます。

それを放置しておくと、腎臓から尿酸が排出されにくくなり、尿などからの排泄量が減り尿酸値が上がると考えられています。

高尿酸血症と診断され痛風発作を発症するのは、ストレスフルな中間管理職のサラリーマンに多くみられるという報告があります。

ストレス過剰になると、暴飲暴食に走ってしまう傾向が多くみられます。過食や深酒は尿酸値上昇の直接の原因となり、メタボにもつながります。メタボから痛風発作、動脈硬化、虚血性心疾患、脳血管障害へとさまざまな怖い合併症へつながってしまいます。

ストレスかなと思ったら積極的に解消

軽い運動で解消

- スロージョギング
- ウオーキング
- 低レジスタンス運動
- のんびりサイクリング

身体に過度の負担がかからない程度の運動はストレス発散に効果的です。

積極的に休む

- リラックス
- 入浴
- 睡眠
- アロマ
- のんびり

ストレスは心のコリです。睡眠や入浴で気分を癒やしましょう。

好きなことに没頭する

- 趣味に没頭
- 小旅行
- 漫画
- バラエティ番組

ストレスそのものを忘れてしまうほど、物事に没頭熱中しましょう。

最後は人を頼る

- 友人と世間話
- 家族団欒
- 小宴会
- SNSに投稿
- カウンセリングを受診

気のおけない友人、信頼できる相談相手、家族などと過ごし、気軽にカウンセリングを受けましょう。

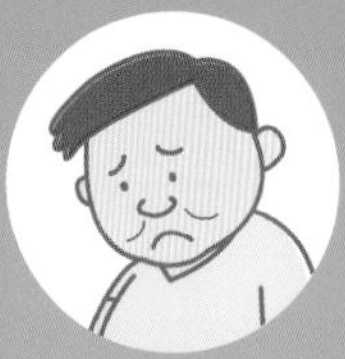

尿酸値上昇の落とし穴!? 果糖の摂り過ぎに気をつけよう

果糖（フルクトース）は、食事から摂取するプリン体よりも尿酸値への影響があると考えられています。糖類には1つの分子からなる「単糖類」と2つの分子からなる「二糖類」があります。単糖類の代表が果糖とブドウ糖（グルコース）です。**二糖類の代表は果糖とブドウ糖**で構成される砂糖（ショ糖）です。ブドウ糖は小腸で吸収されると、すぐに血液中に運ばれてエネルギー源となります。果糖はほとんどが肝臓で代謝され、大量にATP（アデノシン三リン酸）が**分解されてプリン体が増え、尿酸値が上がる**のです。

ブドウ糖のデメリットは吸収が早いので血糖値が上がり、インスリンの分泌を促し、このバランスが悪くなるのが糖尿病です。

果物から摂取する果糖は、適量ならば食物繊維、ビタミン、ミネラルが豊富なので問題ありません。注意が必要なのは**清涼飲料水やお菓子などに含まれている果糖**です。原料の表示を確認して使われている糖類をチェックしましょう。

果糖を多く含む食品と飲料

砂糖と砂糖を使ったお菓子

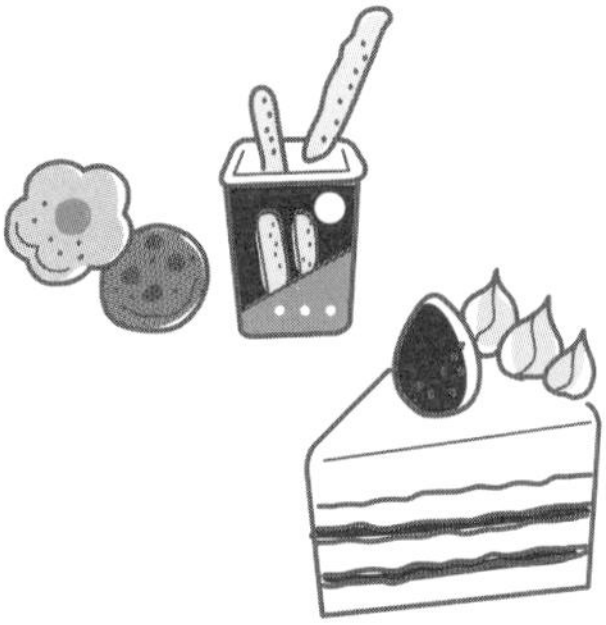

甘みのあるお菓子やケーキ、和菓子にも砂糖がたくさん使われています。以前は甘さ控えめという表示がありましたが、最近は糖類ゼロとか低糖質と表示されている商品が増えてきましたので選択の参考に。コーヒーや紅茶も砂糖は控えてください。

清涼飲料水

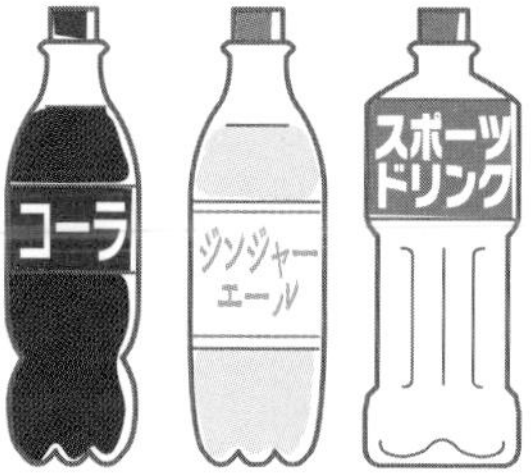

炭酸飲料、スポーツドリンクなどには大量に糖類が含まれています。成分表示の1番目には「果糖ぶどう糖液糖(果糖の割合が50%以上90%未満)」か「ぶどう糖果糖液糖(果糖の割合が50%未満)」があります。水分補給には水や無糖のお茶を。

果実

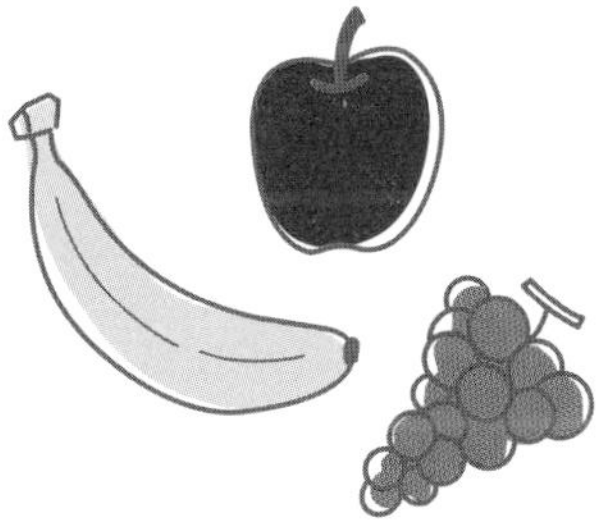

完熟の果物の食べ過ぎには要注意です。精製された果糖に比べれば、果実はビタミンや食物繊維が豊富なので、適量ならば積極的に食べましょう。くれぐれも適量を守って食べることです。果物の代わりとして果物ジュースを飲むのは控えてください。

サウナの入り過ぎに注意！痛風発作を招くことも

高温サウナと水風呂の入浴を数回繰り返すのは、自律神経を整え、老廃物の代謝排出を促すなど健康にメリットがあります。しかし高尿酸血症の人にとって気になるのが尿酸値への影響です。

一般的に健康な成人が５分間サウナ、３分間水風呂、15分間休憩を２回繰り返した後の身体の変化は次の通りです。発汗で体重が約１kg減少、尿酸値０・３㎎／dL程度の増加、排尿量はサウナ前より約50％、尿による尿酸の排泄は約30％減少。健康な人が対象ですが、サウナによって尿酸値が上昇するということはないようです。サウナで最も注意してほしいのは、**発汗によって血液の濃度が上がり痛風発作発症リスクが高まる**ことです。加えてサウナ上がりのビールは尿酸値を大幅に上昇させ、ますます痛風発作発症のリスクが高まります。サウナに入るときは、**入る前と出た後に充分な水分補給**をしてください。前後で体重計に乗り、減った体重を目安に水分を補給してください。

サウナに入る前、出た後に充分な水分補給を

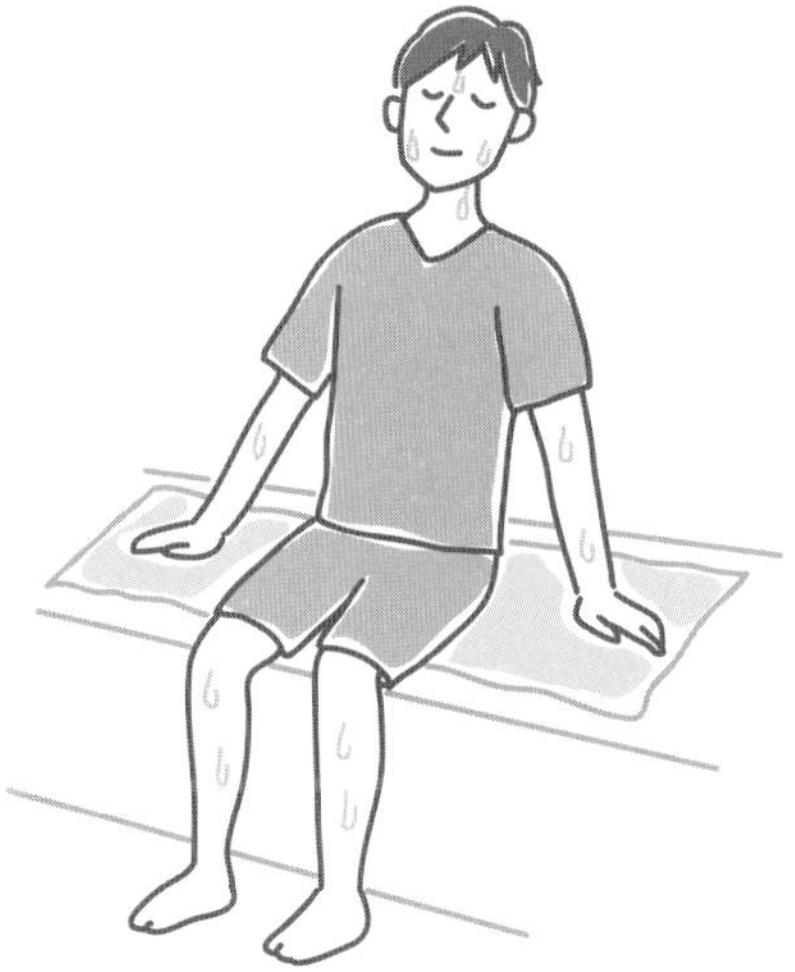

長時間のサウナは
控えてください

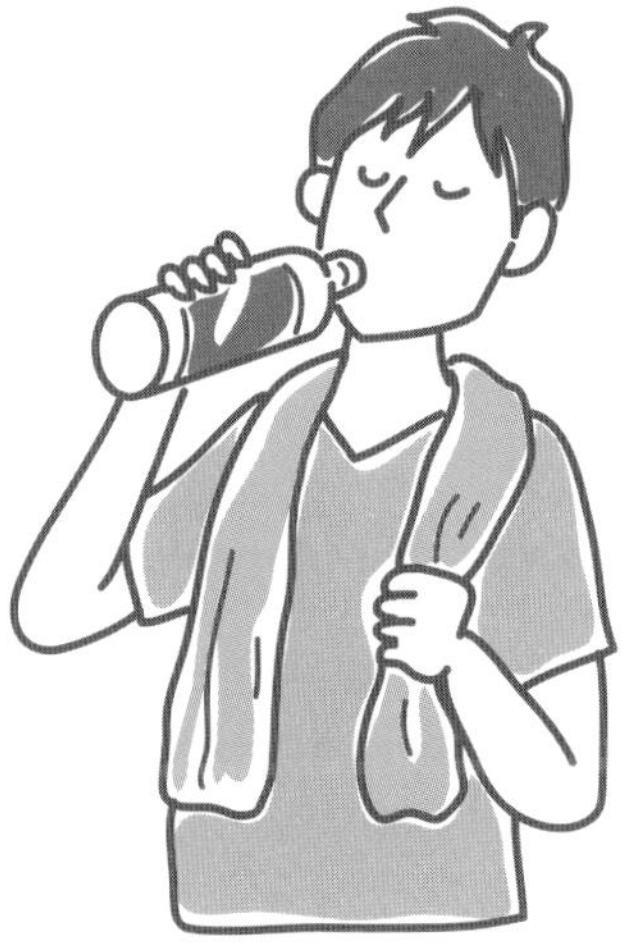

サウナの発汗で減った体重分
の水分を補給するつもりで

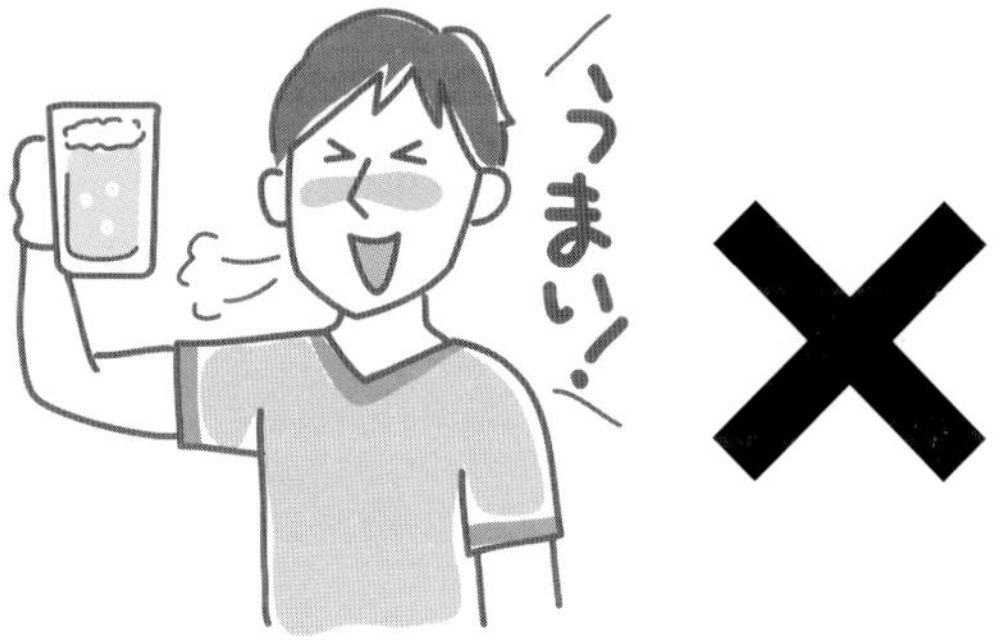

サウナ上がりのビールは禁止です

尿をアルカリ化する食材を積極的に摂る習慣をつけよう

尿酸はアルカリ性の液体に溶けやすく、酸性の液体では溶けにくく結晶化してしまう傾向があります。尿酸の約70％は尿から排泄されますが、高尿酸血症の人の尿は酸性に傾きやすく、尿から排泄しにくくなってしまうのです。

尿が酸性の人はアルカリ化にすると、尿酸を排泄しやすくなります。尿の酸性・アルカリ性は食事の影響が大きいので、尿のアルカリ化を促進する食材を意識して摂るようにしてください。**肉や魚、アルコールは尿を酸性に**してしまいます。逆に**海藻や野菜、きのこ、芋類は尿のアルカリ化**を促進します。特に海藻や野菜は水分も多いので尿量を増やすメリットもあります。ただし、アルカリ化し過ぎてもリン酸カルシウム結石などができやすくなってしまいます。尿のｐＨ値は弱酸性（6・2〜6・8）が理想です。

尿酸値が基準値以内の人も、**高尿酸血症予防の意味から、日々の食材選びに気を使う**ようにしましょう。

尿を酸性化やアルカリ化する食材

アルカリ化を促す食材

高

アルカリ化

- ひじき・わかめ
- 昆布・大豆・干し椎茸
- ほうれん草
- ごぼう・さつまいも
- にんじん
- バナナ・メロン
- 大根・なす・かぶ
- グレープフルーツ・じゃがいも

低

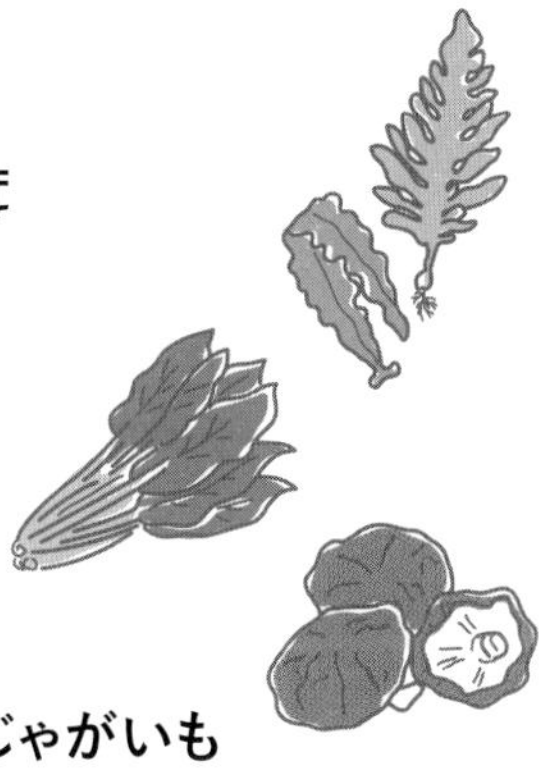

酸性化を促す食材

低

酸性化

- 大正エビ
- 芝エビ・アナゴ
- カレイ・イワシ
- アジ・カマス
- マグロ・サンマ
- ブリ・精白米
- カツオ・ホタテ
- 牛肉
- 卵・豚肉・サバ

高

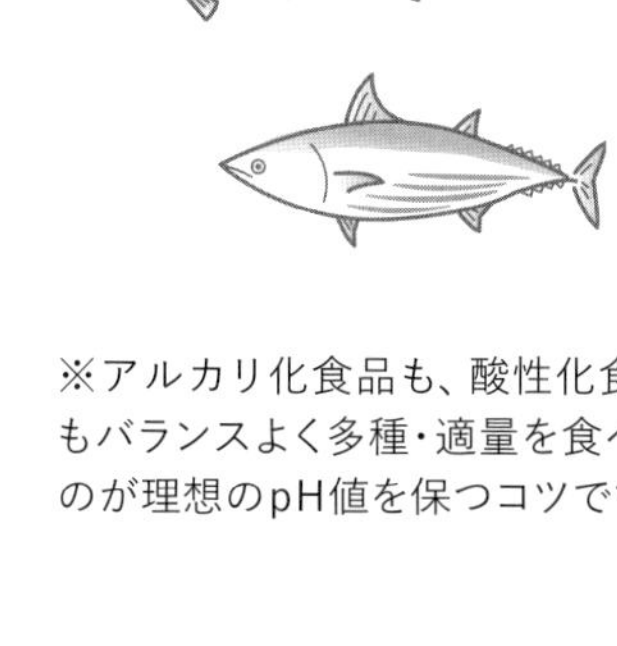

※アルカリ化食品も、酸性化食品もバランスよく多種・適量を食べるのが理想のpH値を保つコツです。

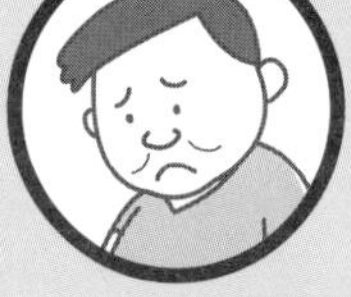

過剰な糖質制限ダイエットは、かえって高尿酸値のリスクになる

高尿酸血症と肥満には深い関係があります。それを示す興味深いデータがあります。高尿酸血症・痛風患者における肥満比率です。ＢＭＩ数値が25以上30未満が約35％、30以上が約９％というデータです。高尿酸血症や痛風患者の肥満の改善は大きな課題です。

ダイエットのときに気をつけなくてはいけないのは、過度な食事制限や療法による急激な体重減少です。日本人の約60％の人は何らかのダイエットを経験・継続しているといわれています。昨今ダイエットはカロリー制限から糖質制限が主流のようです。肉はいくら食べてもいいので、その分炭水化物（糖質）を減らすという食事です。しかしこの**糖質制限食に尿酸値上昇の一因がある**ことがわかってきました。タンパク質が極端に多い食事を続けているとプリン体過剰を招き、**過剰な糖質制限は体内のケトン体合成を高めます**。そのケトン体の影響により尿酸値が上昇すると考えられています。

過度な糖質制限ダイエットは逆効果

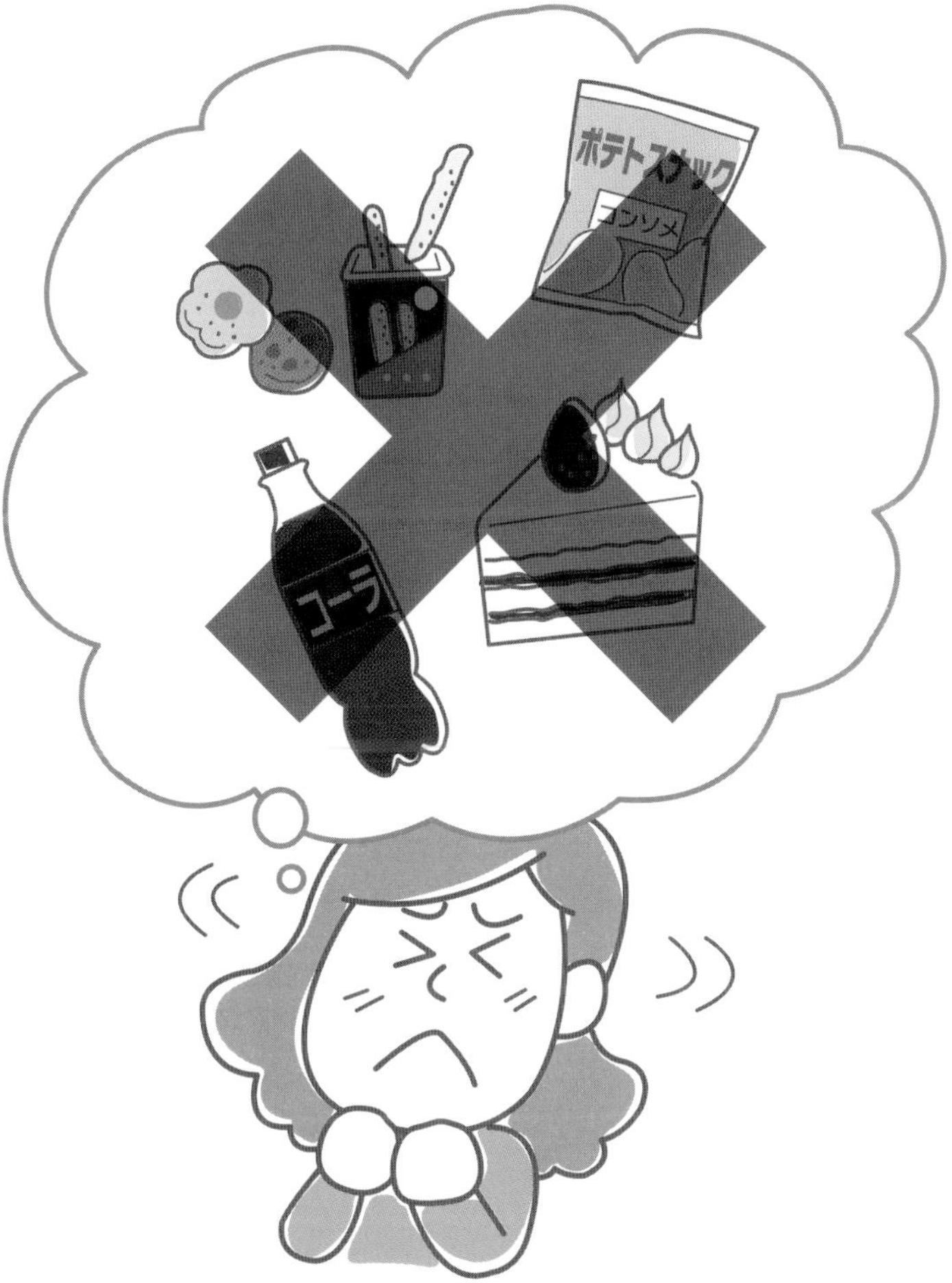

どうしても長期間に及ぶ厳格な糖質制限や断食をする場合には、脱水に注意して水分をしっかり摂り、体内のケトン体量をモニタリングすることが重要です。

注意！筋トレや激しい運動のやり過ぎは尿酸値を高くする

過度な糖質ダイエットと並んで、尿酸値に悪影響を与えるのが激しい運動や過度な筋肉トレーニングです。

スポーツジムで鶏のささみとブロッコリーをプロテイン飲料で流し込んで、マシントレーニングに悲鳴を上げていいのは、健診数値がすべて基準値以内の人だけです。高尿酸血症の人にこんなマッスルトレーニングはおすすめしません。

適初な運動時にはＡＴＰという物質がエネルギーとして消費され、その燃えカスの一部がプリン体となります。残りは再びＡＴＰに戻って再利用されます。しかし激しい無酸素運動ではＡＴＰの消費量が急増し、うまく再利用されないまま分解され、多くのプリン体が産生されてしまいます。

また**激しい運動は、腎臓での尿酸の排泄能力を低下**させます。これも尿酸値上昇につながります。尿酸値の高い人におすすめの運動は低レジスタンス運動です。自分の体力に合った適正運動量を知りましょう。

自分の適正運動量の目安を知ろう

心拍数から算出する計算式(カルボーネン式)

運動時の目標心拍数 ＝

(最高心拍数 － 安静時心拍数)× 50% ＋ 安静時心拍数

最高心拍数：220－年齢

安静時心拍数：10～15分安静した後に測った1分間の脈拍数
(血圧計などで計測がおすすめです)

[55歳で安静心拍数が65の人の計算例]

220－55歳＝165

(165－65)× 50%＋65＝115

運動時の目標心拍数は**115**となります。

自分の身体状況から推定する方法(ボルグ・スケール)

6	なんとも感じない
7	非常に楽である
8	
9	かなり楽である
10	
11	楽である
12	
13	ややきつい
14	
15	つらい
16	
17	かなりつらい
18	
19	非常につらい
20	限界

[自覚的運動強度の目安]

11～13
この範囲が
適正です

COLUMN❸

喫煙と尿酸値

喫煙によって尿酸値が上がるということはありません。ヘビースモーカーだから痛風発作が出るということもありません。

しかし高尿酸血症と診断された人が、喫煙を続けると動脈硬化などの合併症を進行させる危険があります。また、血管にも大きなダメージを与える要因とされています。

タバコを吸うと体内での活性酸素が増え、血管壁に入り込んだ悪玉コレステロールが酸化し、動脈硬化の進行を早め、心筋梗塞や脳梗塞の発生率を高めます。

また、ニコチンが血液中に溶けると、血管は縮まり血圧が上昇し、高圧力がかかります。進行すると血管が傷つき、血栓の原因になるホルモンが増えて、血液がドロドロで固まりやすくなるのです。

他にも呼吸器、気管支にも悪影響を与えます。喫煙は百害あって一利なしなので、禁煙してください。

喫煙がもたらす健康被害のリスク

- 虚血性心疾患（狭心症や心筋梗塞）発症・死亡……1.7～3倍
- 突然死……1.4～10倍
- 脳卒中（脳梗塞や脳出血、くも膜下出血など）発症・死亡……2～3倍
- 大動脈瘤疾患・死亡……6倍

既往症がある人が喫煙した場合の虚血性心疾患のリスク

- 高血圧または高脂血症……2倍
- 糖尿病……5.2倍
- 糖尿病で高血圧……13倍

第5章

痛風発作が出てしまったら

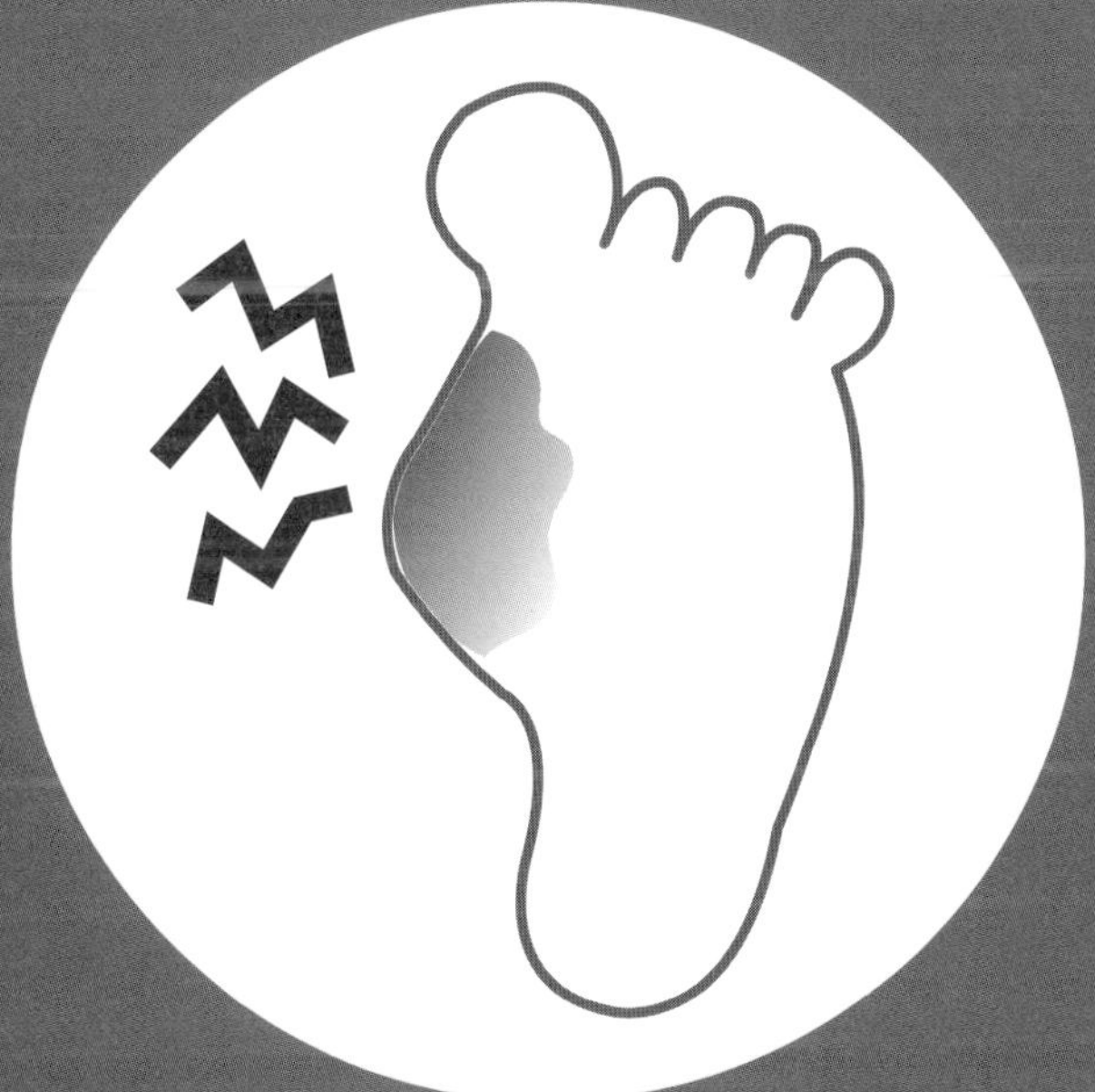

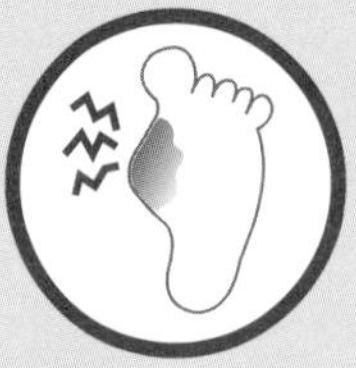

風が当たるだけで痛い！痛風発作のつらい症状とは

痛風発作は、体内の免疫細胞が異物（尿酸塩結晶）を排除しようと攻撃することによってもたらされる炎症反応によるものです。

尿酸が増えて身体の中に溜まると、ナトリウムと結びついて、先端が尖った針状の形の尿酸塩結晶になります。関節などの内部にこの結晶が溜まり、激しい運動や、水分不足が引き金となってはがれ落ち、関節液の中に入り込みます。

免疫細胞の一種である白血球が、それを異物として攻撃を加えます。痛風発作はこのときの白血球の攻撃による炎症反応により引き起こされるのです。

痛風発作は夜中や明け方に起こりやすい特徴があります。睡眠中は血流が穏やかになり体温も下がるため尿酸塩結晶ができやすくなります。加えて運動量の多かった日の夜中、睡眠中に水分不足となった明け方など、**激痛は不意をついて襲ってきます**。痛風発作は発症してから24時間くらい続き、7～10日ほどで治まり、腫れも引いてきます。

痛風発作の経過と対処法

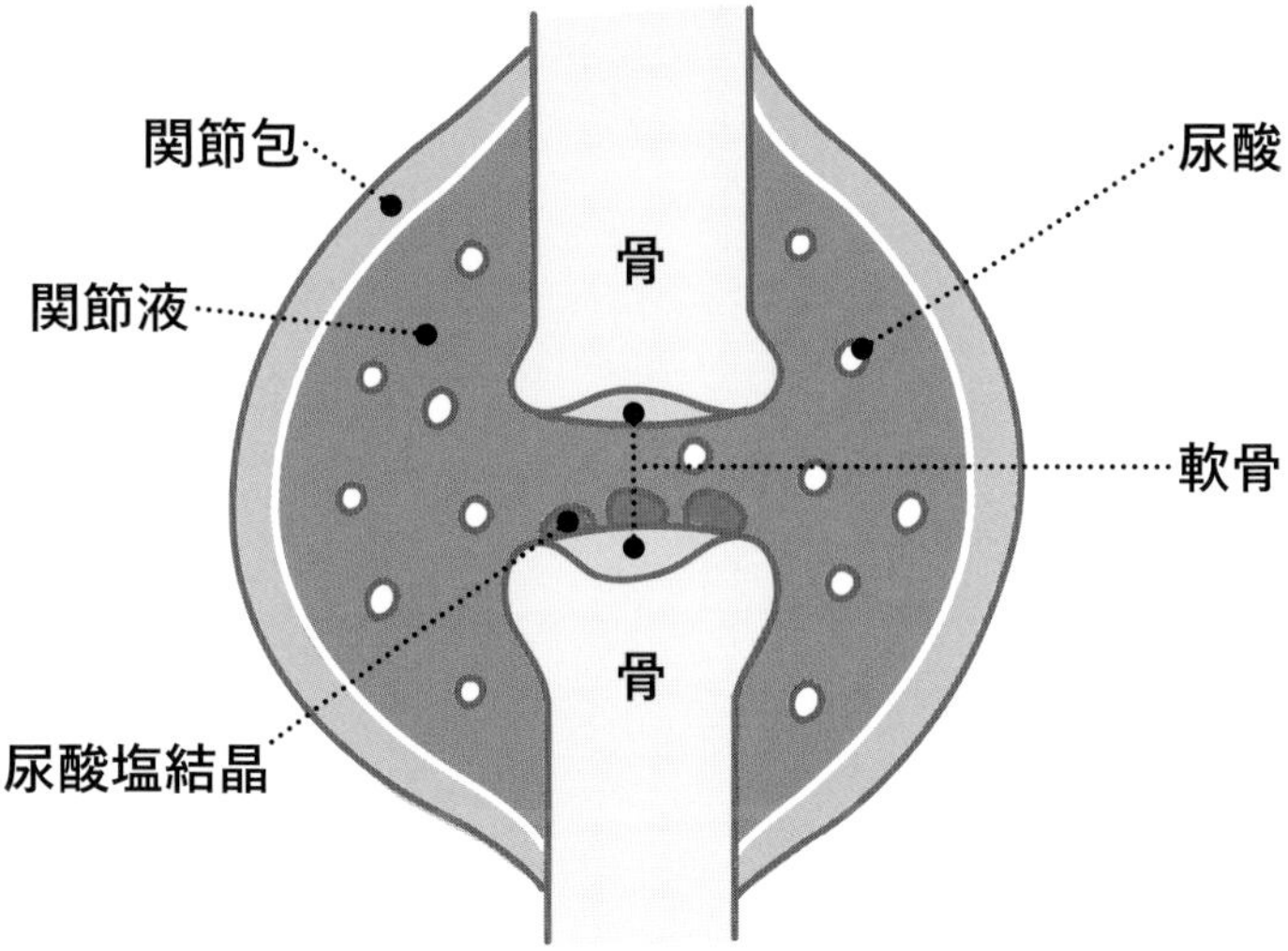

尿酸は血液以外に、関節のまわりの関節液にも溶けています。関節液内の尿酸は濃度が6.7mg／dLを超えると結晶化して関節包や軟骨の表面に付着していきます。

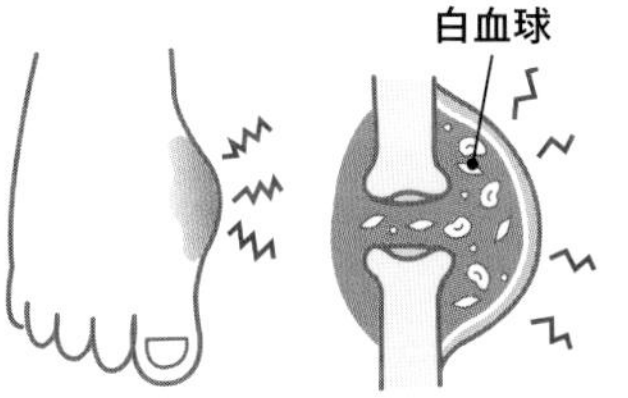

痛風関節炎

溜まっていた尿酸塩結晶がはがれて関節液内に流れ出します。白血球がこれを異物と捉え、攻撃を開始し炎症が起こり、猛烈な痛みが生じます。

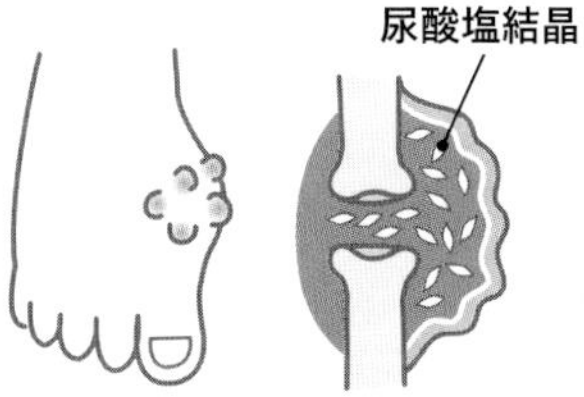

痛風結節

痛風関節炎が長く続くと、尿酸塩結晶が皮下にも溜まり始めます。コブ状の盛り上がった結節ができます。

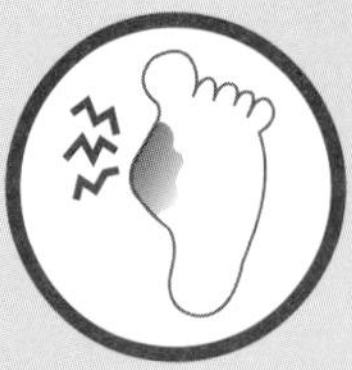

痛風発作発症の応急対処はまず安静にして冷やす

痛風発作は夜中や明け方に多いと書きました。寝ているときに突然の激痛に襲われて、目が覚めるのです。想像しただけでも怖いです。前兆もなく初めて発症した人は、パニックに陥る人もいます。日頃から注意は必要ですが、**痛風発作を発症したときの対処法**を知っておきましょう。

痛風発作の多くは足の親指のつけ根、足の甲などによくみられ、通常は痛む部位は1カ所です。

発作が起きると激しい痛みで、最初は何が起きたのかもわからず痛みの場所をこすってしまう人が多いようですが、これは禁物です。温めるのもよくありません。症状を悪化させるだけで、痛みも和らぎません。

患部を心臓より高い位置にして、安静にして冷やします。市販薬のロキソニンなどの痛み止めを服用しても構いませんが、アスピリンは症状を悪化させるのでダメです。痛みのピークは24時間です。まずは安静にしてください。

痛風発作の経過と対処法

痛風発作発症からの経過

●夜中から明け方発症

足の親指のつけ根などに痛みを感じ始める

▼

●2～3時間後

痛みはピークに。炎症患部は赤く腫れ、熱を帯びる

▼

●24時間

激痛が続く!

▼

●数日間

痛みが続きながら、徐々に和らいでいく

▼

●1～2週間

痛みがすっかり消える

痛風発作が起こる部位

上肢（発症は全体の約10％程度）

●手首　●肘　●手の甲

●手の指の関節

下肢（発症の全体の約90％）

●膝　●くるぶし　●アキレス腱

●足の指のつけ根

●かかと　●足の甲

●親指のつけ根

（下肢発症の約70％）

痛風発作の応急処置

●炎症部位を心臓よりも高くする

●保冷剤や氷を入れたビニール袋で冷やす

●ロキソニンなど消炎鎮痛剤服用

●安静にする

絶対にやってはいけないこと

✖こする・マッサージ

✖アスピリンなどサリチル酸を含んだ鎮痛剤

✖温める・温湿布　✖入浴　✖飲酒

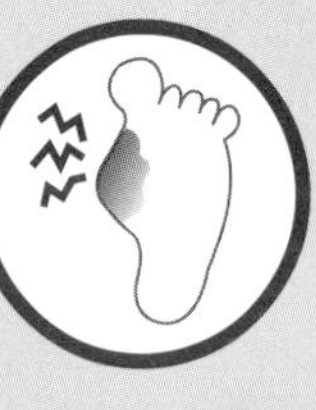

ムズムズチクチクピリピリ 痛風発作では？と思ったら

親指のつけ根あたりがムズムズ、ピリピリ、チクチクしたら、それは痛風の前兆の可能性が高いです。他には違和感、ほてり、こわばりといった表現をする人もいます。中にはこのような前兆もなく、激痛に見舞われる人もいます。

痛風発作を発症すると日常生活に大きな支障が生じますから、このような前兆を感じたらなるべく早く受診してください。もちろん歩くこともつらい痛みのときは、無理をせず**安静にして、よく冷やして落ち着いてからで構いません**ので必ず診察を受けてください。

痛風発作が出たら何科を受診すればいいのか迷うと思います。痛風外来の表示があればいいのですが、まだまだ少ないようです。前兆を感じたところで通院できそうなら**一般内科**、前兆なく突然の激痛に見舞われたら**整形外科**、**膠原病科**、**リウマチ科**を受診してください。痛みを伴うので、なるべく近くで通院しやすいクリニックや病院がいいでしょう。まずは問診と検査を受けてください。

初診・問診・検査の流れ

初めに問診で聞かれること

□痛みや全体的に不調があるか
□痛みが出た日時・部位・回数
□痛みが出る前の自覚症状や前兆
□痛風以外になにか不調が出ているか
□家族に痛風や糖尿病の歴があるか
□現在服用している薬があるか
□生活環境・生活習慣・飲酒や食事の内容・運動の有無など

※受診の前に確認しておくとスムーズです。お薬手帳や過去の尿酸値のデータがあれば持参しましょう。

初診時の痛風発作の確認検査

採血・採尿検査

尿酸値の測定、肝機能、腎臓機能の検査、合併症の有無などを調べます。

レントゲン検査

痛風のある部位と、健康な部位の2カ所を撮影し比較します。

エコー(超音波)検査

腹部エコー検査で尿路結石の有無を、関節エコー検査で関節内の尿酸塩結晶の状況を確認します。

痛風発作の診断基準

❶尿酸塩結晶が関節液中に存在

❷痛風結節が確認できる

❸以下の11項目の確認

●過去2回以上痛風発作があった ●24時間以内に痛みのピークの確認 ●1カ所に関節炎がある ●関節に発赤がある ●足親指のつけ根に痛みか腫れがある ●片側の足親指のつけ根の関節に症状がある ●片側の足首の関節に症状がある ●痛風結節がある、または疑いがある ●尿酸値が高い ●レントゲン検査で非対称的な関節の腫れがある ●発作が完全になくなっている

❶あるいは❷、または❸の中で6項目以上にあてはまる

▼

痛風確定

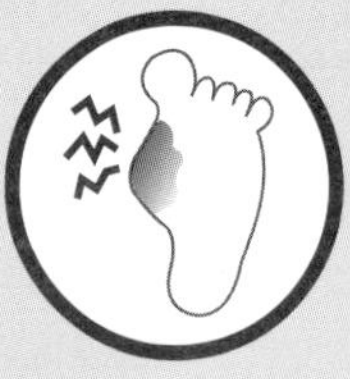

ズキン！ 痛風発作かも？ 痛風発作と間違えやすい病気とは

痛風発作の症状はかなり特徴的な病気という印象があります。しかし、症状が似ているため、**痛風と間違えやすい病気**があります。

もしやと思ったときに、できるだけ早く適切な治療を受けるためにも、どのような病気があるか知っておきましょう。

痛風は、足の親指のつけ根あたりが突然激しい痛みに襲われるということはよく知られています。他には、男性に多い、痛みが出るのは１カ所、２週間ほどで痛みが治るなどの特徴がありますが、これらは痛風の一面にすぎません。

間違えやすい病気の代表が「**偽痛風**」です。65歳以上の高齢者に起こりやすく、男女差はほとんどありませんが痛風とはまったく違う病気です。他によく間違えられる病気に「**関節リウマチ**」「**変形性関節症**」「**外反母趾**」「**化膿性関節炎**」などがあります。勝手な自己判断は禁物です。ズキンとしたら、痛風外来か整形外科、近くになければ一般内科で正確な診断を受けましょう。

痛風と間違いやすい病気と見分け方のポイント

偽痛風（仮性痛風）

カルシウムの結晶が原因

最も間違えやすいのがこの偽痛風といわれる病気です。この病気は、突然猛烈な激痛に襲われるなど、痛風にとてもよく似ている症状です。ただ痛みが出る部位が主に膝関節で、足の親指近くに起こることはほとんどありません。また、発症するのは65歳以上の高齢者に多く、男女差はほとんどありません。偽痛風の原因は、痛風の尿酸塩結晶とは異なり、ピロリン酸カルシウムの結晶が膝の関節に溜まることで発症します。ピロリン酸は軟骨の細胞などが代謝する物質で、それがカルシウムと結合し結晶化します。痛風と同じように結晶がはがれ落ちて、膝関節に炎症を起こし激痛に至ります。関節液の検査で、痛風か偽痛風か判別することができます。

痛風との違い

- **男女差がほとんどない**
- **膝の関節などの発症が多く、比較的大きな関節に起こる**
- **関節液を顕微鏡で見るとカルシウムの結晶が確認できる**

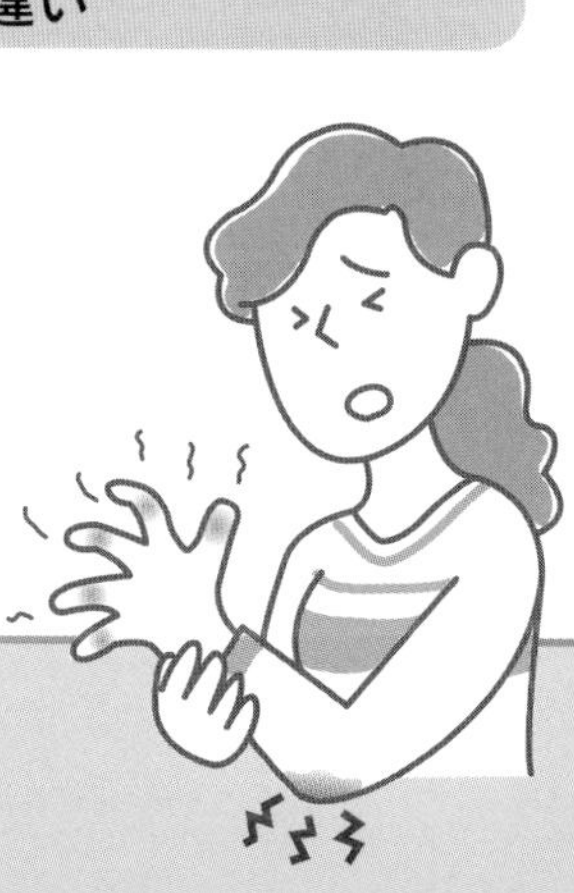

関節リウマチ

原因は不明の自己免疫系疾患

関節リウマチは腫れや激しい痛みを伴い、関節を動かさなくても痛みが生じるのが、痛風と似ている点です。痛風と違う点は、左右の関節で同時に症状が生じやすいことです。関節リウマチが発症するピーク年齢は30～50歳代で、痛風とは違い女性のほうが多く発症します。痛風と同時に関節リウマチを疑い、早めにリウマチ専門医の診察を受けましょう。

痛風との違い

- 女性に多くみられる
- 肘や手指などの上肢部分で多く発症する
- 複数の関節で同時に痛みが起こる

変形性関節症

軟骨がすり減りじわじわと痛くなる

関節の間にある軟骨がすり減ったことで、滑らかに動かなくなるのが変形性関節症です。症状が進行すると階段の昇り降りがしにくくなるなど、日常生活に支障が出てきます。変形性関節症が特に起こりやすいのは、背骨、股関節、膝の関節などです。年代では60歳以上が多く、男女比では女性のほうが多い傾向にあります。痛風ほど激しい痛みは出ません。

痛風との違い

- 膝や股関節などに発症しやすい
- 中高年の女性・過剰な運動をしている人に起こりやすい
- レントゲンで関節の変形がみられる

外反母趾

足親指の関節が小指側に曲がる

外反母趾は、足の母趾(親指)が小指側に曲がり「く」の字のように変形し、母趾のつけ根に腫れや痛みが生じます。関節リウマチの合併症として生じることもありますが、原因はハイヒールなどの先の細い靴、遺伝的要素が考えられます。遺伝的影響は足の形や足趾間の靭帯・筋肉の緩みや弱さなどによる、軟部組織のアンバランスなどが考えられます。

痛風との違い

- ハイヒールやつま先の細い靴を履く女性に多い
- 靴を履いて歩くと痛みが出る
- レントゲンで関節の変形がみられる

化膿性関節炎

関節に入り込んだ細菌が原因

化膿性関節炎は関節の中に、黄色ブドウ球菌などの細菌が入り込み、関節の中が化膿した状態です。激しい痛みがあり、足の親指のつけ根や足首などが赤く腫れたり熱を帯びたりします。このような状況が継続すれば、関節にある軟骨が壊れ、治療が遅くなれば関節に障害が残る場合があります。そのため、化膿性関節炎は緊急性がある病気です。

痛風との違い

- 年齢や男女差はなく発症する
- ステロイド薬を用いると感染や化膿が悪化
- 関節液を採取して細菌の存在を検査

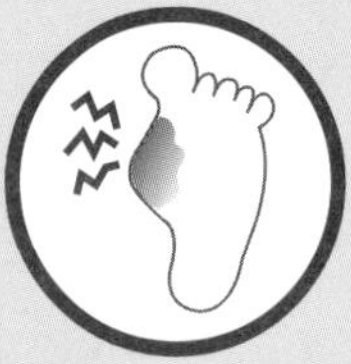

痛風発作の本格治療は痛みが治まってからが本番

深夜や明け方などに発症したら、クリニックや病院が診療を開始する時間まで、患部を冷やして安静にするしかありません。痛みを我慢し、やっと診察を受けます。その結果、激痛の原因が痛風発作と診断された場合は、**まず痛みに対する治療**を行います。まず非ステロイド性消炎鎮痛剤を服用して炎症と痛みを和らげます。非ステロイド性消炎鎮痛剤で痛みや炎症が治まらないときは、ステロイド薬を併用していきます。場合によってはステロイド薬の関節内注射や点滴を行うこともあります。

痛風の痛みが完全に治まったら、本格的に高尿酸血症の治療を始めます。痛みが治まったら治療は必要ないと思われがちですが、**痛風の原因の高尿酸血症の治療をしっかり行う**必要があります。ここで治療をしないと再度尿酸が体内に溜まり、痛風発作を繰り返したり、痛風結節ができたりします。さらにさまざまな合併症の原因にもなります。根気よく治療を続けてください。

まずは痛みを抑える薬物治療

❶ムズムズチクチク痛風発作の前兆を感じたら……

痛風治療薬：コルヒチン

- 白血球の働きを抑える作用があり、発作やさらなる重症化を防ぐ効果があります
- 発作がピークに達してしまったら効かないことがあります
- 下痢を起こす副作用があるので指示された容量を必ず守りましょう

▼

❷激痛とともに発作が起こったら……

非ステロイド性消炎鎮痛剤：ナプロキセン（ナイキサン）
ジクロフェナクナトリウム（ボルタレン）／ロキソプロフェンナトリウム（ロキソニン）

●炎症と痛みを抑えます　●胃腸障害を起こしやすいので4時間以上の間隔で1日4回まで　●下痢を起こす副作用があるので指示された用量を必ず守りましょう

▼

❸非ステロイド薬で治まらなかったら……

ステロイド薬：
プレドニゾロン（経口）／デキサメタゾン（キシロカインとともに注射または点滴）
ベタメタゾン（キシロカインとともに注射または点滴）

- 服用期間は1週間以内、痛みが治まったら減量・中止します

▼

痛風発作の痛みが完全に治まったら
高尿酸血症の治療を開始

尿酸値を下げる
薬物療法
＋
生活習慣の
見直し改善

→ 痛風発作の再発を抑える
→ 合併症の予防
→ 尿酸値の適正管理

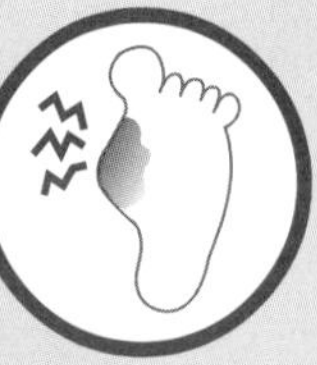

尿酸値上昇の原因がわかる 尿酸値クリアランス検査とは

クリアランス検査というのは、**主に腎臓から尿中に排泄させる物質の血中濃度と尿中濃度を測定して、時間あたりの排泄機能を算出する検査**です。

一般的には、腎臓全体の機能を示すクレアチニンクリアランス（クレアチニンという物質の尿中排泄機能）が知られていて、よく測定されています。クレアチニンクリアランスの正常値は、80～１２０㎖／分とされていますが、日本人では低めの方が多く、80㎖／分前後に多くの方が分布しています。クレアチニンクリアランスが、**60㎖／分を下回ると明らかな腎機能低下**と考えます。痛風・高尿酸血症の多くは、クレアチニンクリアランスは比較的保たれているにもかかわらず、尿酸クリアランス（尿酸の尿中排泄機能）が低下していることが多いようです。クリアランス検査のためには、一定時間の蓄尿（尿を溜めておく）が必要です。24時間法、2時間法、60分法などがありますが、一般的には60分間の蓄尿にて実施しています。検査は全体で2時間弱で終了します。

尿酸クリアランス検査60分法の実施内容

検査の3日前	プリン体を多く含む食品、深夜の食事は控え、アルコールは飲まないように。水分は普通に摂って構いません。
検査当日	起床後は絶食、水分（水か麦茶）はコップ2杯程度。

● **500ccの飲水後、適宜排尿**（排尿時間を記録し、この後正確に1時間尿を溜める）

▼

● **排尿の30分後に採血**（血中尿酸値測定）

▼

● **最初の排尿から1時間後に排尿を全量採尿**（尿量・尿中尿酸値測定）

▼

● **検査終了**（検査結果は約3日後）

高尿酸血症のタイプ

タイプ	尿中尿酸排泄量（mg／kg／時）	尿酸クリアランス（mℓ／分）
腎負荷型（肝臓で尿酸が過剰に作られるタイプ）	0.51超	7.3以上
尿酸排泄低下型（腎臓で尿酸が排泄されにくいタイプ）	0.48未満	7.3未満
混合型（尿酸産生過剰型＋尿酸排泄低下型）	0.51超	7.3未満

正常値
- ●尿中尿酸排泄量……0.48～0.51mg／kg／時
- ●尿酸クリアランス……7.3～14.7mℓ／分

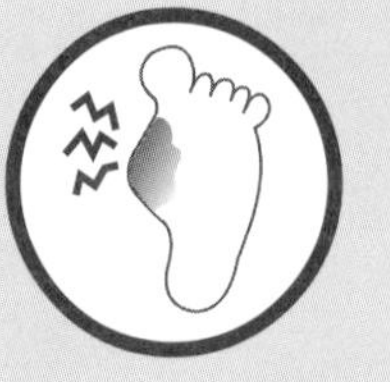

薬は一生飲み続けるの？ 高尿酸血症の薬物療法とは

痛風発作を発症した直後には、炎症と痛みを抑える薬が処方され、1～2週間ほどで完全に炎症と痛みが治まったら、尿酸値を下げる薬の服用を始めます。炎症と痛みが完全に治まらないうちに尿酸降下薬を服用してしまうと再び発作が起こることがあるので、必ず医師の指示に従ってください。

関節内の尿酸塩結晶を直接取り除く薬はありません。尿酸降下薬で尿酸値を下げて、結晶を溶かしていきます。尿酸降下薬には尿酸排泄促進薬と尿酸生成抑制薬の2種類があり、尿酸クリアランス検査の結果で、**尿酸が過剰に作られる人には生成抑制薬、尿酸の排泄が悪い人は排泄促進薬**が処方されます。

尿酸排泄促進薬を服用する人は、尿中に排泄される尿酸が増え、尿路で結晶化しやすくなるので、尿路管理が必要です。水分を充分に摂り、尿酸濃度を下げ、尿のｐＨを弱酸性に保つことが重要です。そのため、尿アルカリ化薬を併用する場合があります。医師から**投薬終了の指示があるまで薬物療法**をします。

尿酸降下薬の特徴

	尿酸排泄促進薬	尿酸生成抑制薬
薬の働き	腎臓で行われる尿酸の再吸収を抑制することで尿酸の排泄を促進	プリン体が尿酸に分解されることに必要な酵素の働きを妨げ、尿酸の産生を抑制
薬の種類	●**プロベネシド** ●**ブコローム** ●**ベンズブロマロン** ●**ドチヌラド**	●**アロプリノール** ●**フェブキソスタット** ●**トピロキソスタット**
処方のタイプ	●尿酸排泄低下型 ●副作用で尿酸生成抑制薬が使用できない人	●尿酸産生過剰型 ●腎障害や尿路結石がある人 ●副作用で尿酸排泄促進薬が使用できない人
副作用	●**プロベネシド**：抗菌薬などとの併用に注意 ●**ブコローム**：胃腸障害を起こすことがある ●**ベンズブロマロン**：皮膚炎、特異体質の患者に重篤な肝障害の例 ●**ドチヌラド**：重篤な副作用は少ない	●**アロプリノール**：じんましん、まれに肝機能障害、腎不全 ●**フェブキソスタット**：重篤な副作用は少ない ●**トピロキソスタット**：重篤な副作用は少ない

注意

尿酸降下薬は他の薬剤と一緒に飲むことで、薬の作用が弱くなったり、強くなったりすることがあります。常用薬がある場合は必ず医師、薬剤師に相談してください。

主な食品のプリン体含有量（各単位mg/100g）

ほうれん草	51.4（葉）
	171.8（芽）
小松菜	10.6（葉）
	39（芽）
ブロッコリー	70
ブロッコリースプラウト	129.6
もやし	35
豆もやし	57.3
貝割れ大根	73.2
アスパラガス	55.3（上部）
	10.2（下部）
たけのこ	63.3（上部）
	30.8（下部）
オクラ	39.5
長ネギ	41.4
ピーマン	2.4
なす	50.7
ズッキーニ	13.1
にがうり	9.9
みょうが	7.8
大葉（青じそ）	41.4
にんにく	17
生姜	2.3
グリンピース缶	18.8

穀類	
玄米	37.4
白米	25.9
胚芽米	34.5
大麦	44.3
そば粉	75.9
小麦粉	15.7（薄力粉）
	25.8（中力粉）
	25.8（強力粉）

豆類	
乾燥大豆	172.5
乾燥小豆	77.6
ピーナッツ	49.1
そら豆	35.5
豆腐	31.1（冷奴）
	21.9（湯豆腐）
豆乳	22
おから	48.6
枝豆	47.9
納豆	113.9
アーモンド	31.4

野菜など	
カリフラワー	57.2

だしの素	684.8
お吸い物の素	233.4
米ぬか	100.2
かつお節	493.3
ニボシ	746.1

つまみ類	
柿の種	14.1
生ハム	138.3
さきいか	94.4
豚骨ラーメン	32.7（スープ）
	21.6（麺）

肉類	
豚肉	81.4（肩）
	90.8（肩バラ）
	95.1（肩ロース）
	75.8（バラ）
	119.7（ヒレ）
	90.9（ロース）
	284.8（レバー）
	104（タン）
	119.2（ハツ）
牛肉	77.4（肩）
	90.2（肩ロース）
	74.2（リブロース）
	98.4（ヒレ）
	110.8（モモ）

きのこ類	
なめこ	28.5
えのきだけ	49.4
マッシュルーム	49.5
舞茸	98.5
ブナシメジ	20.8
ブナピー	30.8
エリンギ	13.4
生椎茸	20.8
干し椎茸	379.5

海藻類	
わかめ	262.4
もずく	15.4
ひじき	132.8
昆布	46.4（乾燥）

調味料	
味噌	63.5（赤味噌）
	48.8（白味噌）
醤油	45.2
みりん	1.2
オイスターソース	134.4
はちみつ	0.9
から揚粉	68.7
粉末スープ	179.8（コンソメ）
	37.6（ポタージュ）

サバ	122.1
ニシン	139.6
サワラ	139.3
ニジマス	180.9
トビウオ	154.6
ヒラメ	133.4
イワシ	210.4
イサキ	149.3
マダイ	128.9
ブリ	120.8
スズキ	119.5
アマダイ	119.4
サケ	119.3
マグロ	157.4
ウナギ	92.1
カレイ	113
アイナメ	129.1
カマス	147.9
メバル	124.2
アユ	133.1
明太子	159.3
コイ	103.2
タラコ	120.7
ハタハタ	98.5
キス	143.9
ワカサギ	94.8
どじょう	136
とびこ	67.8

	106.4（スネ） 219.8（レバー） 90.4（タン） 185.0（ハツ） 83.9（第1胃）
鶏肉	137.5（手羽） 153.9（ささみ） 122.9（モモ） 119.7（皮） 312.2（レバー） 142.9（砂肝）
羊肉	96.2（マトン） 93.5（ラム）
鯨肉	111.3（赤身） 87.6（尾の身）
ボンレスハム	74.2
プレスハム	64.4
ウインナー	45.5
フランクフルト	49.8
ベーコン	61.8
サラミ	120.4
コンビーフ	47.0
レバーペースト	80.0

魚介類

サンマ	154.9
アジ	165.3
カツオ	211.4

練り物	
つみれ	67.6
焼きちくわ	47.7
笹かまぼこ	47.8
板かまぼこ	26.4
なると	32.4
魚肉ソーセージ	22.6
さつま揚げ	21.4

アルコール類	
ビール	4.4〜8.4
発泡酒	2.8〜3.9
	0.1（プリン体カット）
低アルコールビール	2.8〜6.5
ビールテイスト飲料	1.3
白ホッピー	1.3
黒ホッピー	1.1
ウイスキー	0.1
ブランデー	0.4
焼酎25度	0
泡盛	0
梅酒	0.2
日本酒	1.2〜1.5
ワイン	1.6
紹興酒	7.7〜11.6

カズノコ	21.9
キャビア	94.7
スジコ	15.7
干物	208.8（サンマ）
	305.7（イワシ）
	245.8（アジ）
缶詰	116.9（ツナ）
	132.9（サーモン）
スルメイカ	186.8
ヤリイカ	160.5
タコ	137.3
車エビ	195.3
大正エビ	273.2
芝エビ	144.2
ズワイガニ	136.4
タラバガニ	99.6
アサリ	145.5
牡蠣	184.5
ハマグリ	104.5
カニミソ	152.2
ボタンエビ	53.4
ウニ	137.3
イクラ	3.7
ホタテ	76.5
タコワタ	79.8
イカワタ	59.6
アンキモ	399.2（酒蒸し）

「高尿酸血症・痛風の治療ガイドライン第３版」より

著者 **大山博司**（おおやま・ひろし）

両国東口クリニック理事長。認定痛風医。1982年帝京大学医学部卒業。帝京大学医学部第二内科、田島病院院長などを経て、2001年両国東口クリニックを開設、2002年より現職。田島病院時代より痛風外来を開設し、痛風・高尿酸血症のプロフェッショナルとして活躍。1997年には「痛風ホームページ」を開設し6000件を超える痛風・高尿酸血症医療相談を行う。厚生労働省の委託研究としてインターネットヘルスケアと医療関連のセキュリティについての研究報告の他、インターネットの医療利用についての報告を行っている。また、気長に痛風治療を続けられることを願い、痛風メーリングリストを開設し活発に情報や意見の交換を行っている。
病院ホームページ：https://www.higasiguti.jp

【参考文献】『専門医が教える　痛風の「ウソ」と「ホント」』大山博司著（22世紀アート）／『尿酸値をしっかり下げるコツがわかる本』大山博司著（学研出版）／『尿酸値を自力で下げる』　大山博司著（扶桑社）／『2019年改訂　高尿酸血症・痛風の治療ガイドライン 第3版』日本痛風・尿酸核酸学会　ガイドライン改訂委員会編集（診断と治療社）

STAFF
カバーデザイン／藤 星夏（TwoThree）
本文デザイン／TwoThree
イラスト／BIKKE
校正／今西文子（ディクション）
編集／忠岡謙（リアル）

本書の内容に関するお問い合わせは、お手紙かメール(jitsuyou@kawade.co.jp)にて承ります。恐縮ですが、お電話でのお問い合わせはご遠慮くださいますようお願いいたします。

図解ですぐわかる
自力で下げる! 尿酸値

2023年12月20日　初版印刷
2023年12月30日　初版発行

著　者　大山博司
発行者　小野寺優
発行所　株式会社河出書房新社
〒151-0051　東京都渋谷区千駄ヶ谷2-32-2
電話　03-3404-1201(営業)　03-3404-8611(編集)
https://www.kawade.co.jp/

印刷・製本　図書印刷株式会社

Printed in Japan
ISBN978-4-309-29363-9
